妇幼保健机构建设发展案例

主　审　王禄生

主　编　许宗余　朱兆芳　王　岗

副主编　刘丽娜

编　者

许宗余	朱兆芳	王　岗	刘丽娜	李雪荣
于晓宇	吴修荣	刘本刚	贾跃旗	郭殊焱
施庆喜	仇万山	袁松辉	夏　宇	黄　宇
刘志伟	虞　斌	杨　明	姚静远	马　昕
卢松恒	张万龙	韩　娜	刘昆莲	陈　杰
江　鸿	董伟艳	吕瑞雪	张泽亮	蒋化冰

人民卫生出版社

·北京·

图书在版编目（CIP）数据

妇幼保健机构建设发展案例/许宗余，朱兆芳，王岗主编 . -- 北京 ： 人民卫生出版社，2025. 4. -- ISBN 978-7-117-37853-6

I. R197.322

中国国家版本馆 CIP 数据核字第 2025RK9943 号

| 人卫智网 | www.ipmph.com | 医学教育、学术、考试、健康，购书智慧智能综合服务平台 |
| 人卫官网 | www.pmph.com | 人卫官方资讯发布平台 |

妇幼保健机构建设发展案例
Fuyou Baojian Jigou Jianshe Fazhan Anli

主　　编：许宗余　朱兆芳　王　岗
出版发行：人民卫生出版社（中继线 010-59780011）
地　　址：北京市朝阳区潘家园南里 19 号
邮　　编：100021
E - mail：pmph @ pmph.com
购书热线：010-59787592　010-59787584　010-65264830
印　　刷：天津市银博印刷集团有限公司
经　　销：新华书店
开　　本：710 × 1000　1/16　印张：8.5
字　　数：153 千字
版　　次：2025 年 4 月第 1 版
印　　次：2025 年 5 月第 1 次印刷
标准书号：ISBN 978-7-117-37853-6
定　　价：52.00 元
打击盗版举报电话：010-59787491　E-mail：WQ @ pmph.com
质量问题联系电话：010-59787234　E-mail：zhiliang @ pmph.com
数字融合服务电话：4001118166　E-mail：zengzhi @ pmph.com

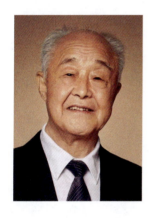

　　王禄生,原卫生部卫生经济研究所副所长,现国家卫生健康委卫生发展研究中心研究员(退休),原中国卫生经济学会副会长兼秘书长。

　　长期以来从事国家卫生政策和卫生管理研究,承担了国家有关部委委托的医疗保障、支付改革和卫生服务体系等方面的多项研究课题。主持完成的妇幼保健机构功能定位与发展研究、体制机制改革研究、绩效考核评价研究等重要成果已转化为国家政策,有力促进了全国妇幼保健机构健康发展。

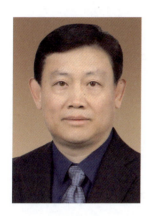

　　许宗余,社会医学与卫生事业管理博士,先后在中日友好医院、卫生部、国家卫生健康委工作,历任国家卫生健康委妇幼健康司儿童卫生处副处长,综合处、出生缺陷防治处、妇女卫生处处长,副司长。现任国家卫生健康委妇幼健康中心副主任(主持工作)。

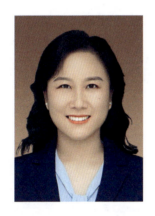

朱兆芳,国家卫生健康委妇幼健康中心战略规划处(政策研究室)研究员,主要研究领域为妇幼健康和医疗保障。近年来承担了卫生服务体系规划、妇幼健康发展规划、生育保障政策、妇幼保健机构建设和设备配备标准、妇幼保健机构改革政策、运行管理、绩效评价等研究;承担了国家医保局 DRG 付费技术规范研究、试点城市指导和医保基金监管等研究工作。

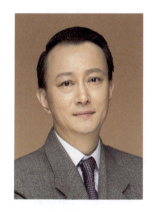

　　王岗,山东省建筑设计研究院有限公司设计三院院长,山东省建筑工程大师,济南市劳动模范,工程技术应用研究员,国家一级注册建筑师,山东建筑大学硕士生导师,国家卫生健康委特聘授课专家,中国建筑协会医疗建筑分会委员,妇幼保健机构建筑设计专家,全国十佳医院建筑设计师,中国医疗建筑设计年度杰出人物,中国匠心奖杰出人物,山东省十佳百优建筑师。

　　30多年来主持设计并建成的百所医院分布全国各地,许多作品获得国家及省级大奖,在国内核心刊物发表多篇学术论文,编制多个医院类标准和指南,为国内的卫生事业做出贡献,得到当地卫生部门及广大患者的好评,多年来一直是中国医院建设高峰论坛演讲嘉宾,在国内医疗建筑设计界享有盛誉。

妇女儿童健康关系着人类兴旺和民族的希望,国家从 20 世纪 50 年代就建立了以妇幼保健机构为骨干的妇幼保健服务体系,从最初开展新法接生到逐步开展各项保健医疗服务,在降低全国孕产妇死亡率、新生儿死亡率等方面作出了重要贡献。进入 21 世纪以来,妇幼保健机构发展面临新的挑战,核心是功能定位,焦点是该不该做临床服务,并因此影响妇幼投资及发展。2012年,卫生部妇幼管理司委托国家级研究机构进行"妇幼保健机构功能定位和发展"课题研究,提出了新的妇幼保健机构"二维功能定位",即服务对象为妇女、儿童、孕产妇三个群体,服务内容为一级病因预防、二级三早预防和三级临床预防服务。同时为实现防治融合提出了机构内部实行妇女保健部、儿童保健部和孕产保健部的大部改革等一系列相关政策建议。新功能定位符合《"健康中国 2030"规划纲要》的卫生发展战略,为新时期由以医疗为中心向健康为中心转变,由防治分离向防治弥合转变的转型改革提供了示范。

研究成果得到了原卫生部及国家有关部委、妇幼保健机构的广泛认可,尤其是得到国家发展改革委高度肯定,并决定从 2013 年开始安排专项投资启动全国的妇幼保健机构建设。随之原国家卫生计生委依据研究成果相继出台了《关于妇幼健康服务机构标准化建设和规范化管理的指导意见》(国卫妇幼发〔2015〕54 号)等一系列改革发展文件,明确了功能定位、科室设置、人员配置、建设标准和机构等级评审等相关政策。从此,全国妇幼保健机构进入了建设、改革、发展的春天。10 年来在国家相关部委支持和国家卫健委妇幼司的领导下,全国的妇幼保健机构得到长足发展,截至 2020 年底,全国共建设妇幼保健机构 1 803 所,总投资 2 378 亿元。各级妇幼保健机构基础设施明显改善,服务能力明显提升,保健与临床得到融合,运行活力显著增强,全国孕产妇死亡率、婴儿死亡率、五岁以下儿童死亡率和出生缺陷率等妇女儿童健康指标明显改善。

为总结10年来妇幼保健机构建设经验,受国家卫健委妇幼健康司委托首先完成了对全国已建成妇幼保健院的优秀建设项目评审,并于2021年出版了《妇幼保健机构优秀建设项目图集》。为挖掘优秀建设项目背后的经验和感人故事,之后又筛选收集了10个优秀建设项目单位的建设与发展经验总结,并与案例单位共同反复修改完善,完成了《妇幼保健机构建设发展案例》(简称《案例》)撰写,并正式出版。《案例》收集有省、地市和县不同级妇幼保健机构案例,有东、中、西部不同地区案例。各案例建设与发展经验丰富,其共同特点:一是院长不忘初心,抓住机遇,争取立项,谋划发展;二是坚持按功能定位设计布局,按大部制优化流程,建设具有特色的妇幼保健院;三是在硬件建设的同时抓软件建设,快速提升服务能力,实现高质量发展。各案例各有特点,故事感人,值得学习参考。

《案例》在组织撰写过程中得到案例单位的大力配合,在此表示衷心的感谢。由于水平有限,错漏和不妥之处在所难免,欢迎读者提出宝贵意见和建议。

编者

2025年1月

目 录

率先践行大部制，树立妇幼保健机构标准化建设标杆

——山东省枣庄市妇幼保健院建设发展经验介绍

山东省枣庄市妇幼保健院（简称"枣庄市妇幼"）始建于1953年，现已发展成为一所集医疗保健、预防康复、急诊急救、科研教学、人类辅助生殖技术服务和生育技术指导与社区卫生于一体的三级甲等妇幼保健院，开设临床医技科室76个，拥有新老两个院区，员工1 700多名。其中，新院区率先按照国家卫健委妇幼司"三大部"理念进行整体设计和布局，为全国妇幼保健机构标准化建设树立了标杆。

新院区自2013年6月正式开始建设，2016年9月投入使用，历时三年多。新院建成投用后，枣庄市妇幼实际开放床位数由495张增加到1 050张，业务能力和服务水平显著提升。2016—2019年，枣庄市妇幼年门（急）诊量由68.10万人次增至98.33万人次，增长44.39%；出院患者由3.74万人次增至4.59万人次，增长22.73%；开展手术由0.92万台次增至1.16万台次，增长26.09%。同时，全院门诊住院患者综合满意率显著提升，维持在98%以上。2020年，在国家卫健委妇幼司开展的优秀建设项目评审中，枣庄市妇幼凭借其在建筑设计、流程布局、装修装饰等方面的特色优势，被评为"三好优秀"。

一、牢记践行院长使命

枣庄市妇幼的历史可以追溯到中华人民共和国成立初期，其前身为成立于1953年的峄县妇幼保健站。1960年，撤销峄县设立枣庄市，遂改称枣庄市妇幼保健站。1982年5月，保健站由原址搬迁至市中区，并于同年8月正式更名为枣庄市妇幼保健院。

时间来到2004年末，枣庄市妇幼迎来了一位新的掌舵人——时任枣庄市立医院副院长吴修荣调任枣庄市妇幼保健院院长、党委书记，到任后的第二天，正值2005年的元旦，吴修荣按照习惯将保健院的各个角落转了一遍，彼时的枣庄市妇幼，作为一家辖区内拥有超过350万人口的地市级妇幼保健院，占

地面积只有 13 亩，建筑面积不足 1 万平方米，床位仅有 129 张，房屋和设备严重老化，甚至面临房产部门"危房"的鉴定评级（图 1-1）。这样的现状需要尽快改变，尽快让枣庄的妇女儿童享受到更好的医疗保健服务。

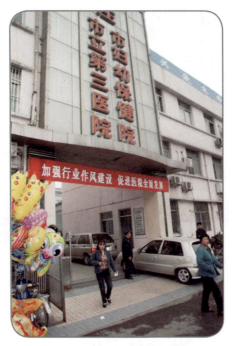

图 1-1　枣庄市妇幼保健院老院区

　　为此，吴修荣开展了一系列行动。先是争取市领导支持，获得了在全市公开招聘组建院领导班子的许可，之后通过 SWOT 分析和面向全院员工收集"金点子"等方式，明确保健院的发展目标，并结合实际情况制定发展规划。

　　深知"发展才是硬道理"，在具体行动上，吴修荣带领枣庄市妇幼领导班子从"软件"和"硬件"两个方面同时推进。一方面，围绕妇幼的特色定位，通过学科整合、科室建设、人才培养等多个举措提升保健院的业务能力。其中2005—2006 年，顶着各个方面的压力，将保健院的中层干部分四批送往新加坡管理学院进行培训，并通过归国人员对全院员工的再培训、制度保障体系建设、绩效改革等一系列措施，大大提升了保健院的业务能力和服务水平。另一方面，开始着手改善保健院的基础设施。但是，基础设施的改善却很难。

　　从整个大环境来看，这一时期，是我国经济突飞猛进的时期，也是全国医疗卫生服务体系建设进一步提升和完善的时期，但妇幼保健机构的发展却相对缓慢，这其中的一个重要原因是妇幼保健机构的功能定位不明确。长期以来，我国妇幼保健机构多按照综合型医院的思路进行建设和运营，"轻保健，重临床"现象普遍，但相比之下竞争力却不强，因此一直未能形成自身的独特优势，几十年未获国家投资。2000年前后，学术界对"妇幼保健机构是定位于保健还是临床"产生了分歧与争议，妇幼保健机构的建设与发展也一度陷入瓶颈期。这一时期的枣庄，也面临相同的情况，妇幼保健机构建设一直没有得到足够的重视。枣庄市妇幼的领导班子深刻认识到，这样的局面绝非一朝一夕能够改变的，因此开始"徐徐图之"。

自2006年开始，多位领导先后十几次到枣庄市妇幼视察和指导工作（图1-2），此外，吴修荣向卫生主管部门汇报工作，同时还写信给市领导进行书面汇报工作；另一方面，请专人拍摄枣庄市妇幼的基础设施和工作实况，并与先进地市妇幼保健院的照片放在一起进行对比，让大家对保健院的现状和发展有更深入的了解和更直观的感受。

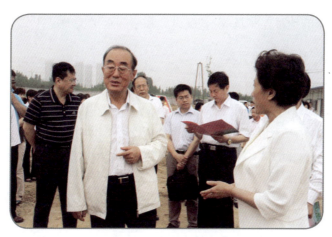

图1-2　原卫生部部长高强到枣庄市妇幼保健院视察

时间来到2012年，原卫生部妇幼司领导高瞻远瞩，抓住制约妇幼发展的关键问题，立题研究妇幼保健功能定位。经专家深入研究提出的"以维护妇女儿童健康为目的"的妇幼保健机构二维功能定位，得到了国家发改委等相关部门的认可，妇幼保健机构建设因此被列入国家发改委大规模投资建设计划。也是在这一时期，枣庄市相关领导在了解到枣庄市妇幼的实际情况后，对枣庄市妇幼的工作给予了高度肯定，并在市长办公会上公开表示："妇幼的事就是老婆孩子的事，老婆孩子的事是天大的事。"

大环境的改变和市领导的支持，为枣庄市妇幼新院建设送来了"东风"，多年努力终于有了成果。2012年12月9日，枣庄市妇幼新院建设项目正式立项。此时，距最初筹划这一项目，已过了近七年之久。但是，这也仅仅是开始。从规划到落地，还有一个非常重要的资金问题需要解决。事实上，从一开始下定决心要作出改变，枣庄市妇幼就在有计划地增加保健院的盈余，但医院的公益性决定了其利润空间有限，要建一座新的保健院，自有资金远远不够。为了筹集资金，吴修荣亲自"挂帅"，多次到财政部门汇报沟通，成了财政部门的"常客"。为了建成符合规划目标的保健院，吴修荣带领枣庄市妇幼领导班子积极争取，市领导在了解实际情况的基础上，给予了枣庄市妇幼大力支持。最终，经过反复沟通，枣庄市妇幼新院建设项目方案终于敲定——总占地 167.1 亩，建筑面积 12.82 万平方米，预设床位 1 000 张。按照"总体规划分期实施"的方式，一期工程占地 100 亩，建筑面积 8.9 万平方米，设置床位 700 张，总投资 5.4 亿元，其中，申请国家发改委专项资金 1 500 万元，地方财政支持 2.7 亿元，保健院自有资金出资 1 亿元，其余部分分期付款。

如今，枣庄市妇幼一期建成投用已近九年，包括门诊医技楼、产科病房以及 1 万平方米的地下停车场等，基础设施和服务水平大大提升。

二、"跑"出来的优秀奖

枣庄市妇幼新院在设计阶段也颇有波折。在做好前期的筹备工作之后，枣庄市妇幼开始寻找合适的设计单位。通过标准化的招标流程，规划方案设计和施工图设计各有一家单位成功"入围"，基于设计一体化的考量，枣庄市妇幼对两家单位进行了严格的资质和业绩审核，最终选择了具有丰富的医疗项目经验的山东省建筑设计研究院第三分院（简称"山东三院"）。

事实上，当时专门做医疗项目设计的团队并不多，山东三院是其中之一，但他们也是首次介入妇幼领域。妇幼保健院应该建成什么样子，此时并没有统一的标准。为此，枣庄市妇幼和山东三院决定到全国各地去考察。考察团队 5 天"跑"了 9 个省，先后到过浙江、四川、湖南、山西、甘肃、江西、广东等地，而且往往要晚上十点钟以后才能找到酒店，坐下来一边吃饭一边讨论学到的经验，然后在第二天一早再继续赶往下一个城市，再继续参观学习，同行的一位成员甚至因为太过疲累导致心脏病复发住院。但是，更大的考验还在后面。

初步设计方案完成之后，被带到北京请专家评审指导，却遭到了原卫生部卫生经济研究所副所长王禄生的否定，作为承担妇幼司"妇幼保健机构功能定位研究"课题的首席专家，他以全新的思路和视角提出了妇幼保健机构新的二维功能定位，并得到了原卫生部和国家发改委等部门的认可。他耐心地为枣庄市妇幼的管理团队和设计团队讲解妇幼保健机构二维功能定位的内涵和特点，对建筑设计给予精准指导。本着"要建就建最好、最新"的理念，枣庄市妇幼与山东三院沟通后达成一致，作出了一个重要决定——按新的功能定位重新设计。作出这一决定并不容易，因为此时并没有一个可参照的成熟的标准，而且工作量也将大大增加。

为了保健院的建设，枣庄市妇幼项目团队和山东三院设计团队深入学习妇幼卫生工作方针和新的功能定位，院长吴修荣和山东三院院长王岗亲自带队，并邀请了李六亿、董伟艳、洪澜等多位来自全国各地、在妇幼建设和工艺流程等各个领域具有丰富经验的专家，为新院建设"出谋划策"。由于电子版图纸对专家们来说多有不便，枣庄市妇幼先将图纸打印好送到专家手中，待专家们看完再组织召开讨论会，然后将其中好的建议与设计院和对应科室讨论，再结合保健院实际情况落实到方案中，之后再细化并最终在施工图中体现。

据统计，枣庄市妇幼相关工作人员曾先后六次"跑"到北京，组织召开评审会（图1-3）。为了落实最后的设计方案，枣庄市妇幼管理团队与山东三院设计团队连续三天三夜与各个科室负责人讨论工艺流程。经过一次次地讨论和打磨之后，新院设计方案终于评审通过，而此时的方案相较于第1版已经"面目全非"了。但功夫不负有心人，枣庄市妇幼成为国内率先按照大部制理念进行设计和布局的妇幼保健院，在全国范围内树立了标杆。

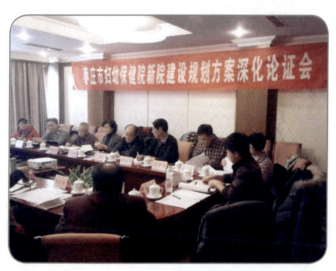

图1-3　召开专家评审会

三、绽放的"生命之花"

枣庄市妇幼新院主建筑群由3幢相连的建筑组成，远远望去，犹如一朵正在绽放的莲花，寓意"生命之花"。这一理念融合了设计团队对建筑本身和对妇幼保健机构的深入理解。

妇幼保健院的主要服务人群是妇女儿童，这一点与综合医院有很大不同。因此，在确定建筑方案时，设计团队一直在寻找一个与妇幼保健院特色功能定位相吻合的创意。上善若水，水利万物而不争。因运河而兴的枣庄，素有水文化，莲花依水而生，寓意着对生命的热爱，对生活的追求，对未来的向往，"生命之花"的设计理念便源于此。

枣庄市妇幼在整体设计上采用了流线型结构。"建筑给人的感觉往往是钢筋混凝土的组合，有棱有角，但在这个项目中，我们希望通过流线体现建筑的柔美，这样的设计正好与莲花的形态相契合。花瓣的组合构成门诊医技楼，左右各三个对称的门诊模块，均呈现圆弧状，一直延伸到最南边的病房。相比于方方正正的布局，这样的空间形态会让人感受到更加温暖和舒适。"据山东三院建筑副总工孙菲介绍，针对枣庄市妇幼的设计，虽然整体布局采用流线型，但中轴线一直很明确，并且考虑到就诊患者和医护人群的实际需求，将直梯、扶梯、卫生间、开水间等高频使用的公共设施都设置在中轴线上，以便于寻找。此外，保健院的南边是一个山地，东边是一座绿地公园，莲花的放射状布局，与周围的空间也是相互渗透、相互融合的，建筑与环境和谐共生，浑然一体。

建筑的形态要与功能相契合，对医院建筑而言更是如此。遵循"以保健为中心，保健与临床相结合"的设计指导思想，枣庄市妇幼新院区在整体设计上以人群取代传统的病种、器官划分，在布局上采用"大部制"思路，针对不同人群进行功能区域划分。儿童保健部、孕产保健部、妇女保健部分置于不同楼层，以保证不同病患人群间就诊流线的相对独立。针对医技科室布局，在设计中采用"动线最短"原则，即：将使用频率最高的医技科室就近设置，在提升就诊效率的同时，提高妇幼保健院的整体运营成效。

枣庄市妇幼的就诊区从北至南分为 A、B、C 三区，A 区为综合门诊保健楼，B 区为医技辅助用房，C 区为住院病房楼，形成一个功能齐全的综合体。各区域相对独立，由医疗街、连廊相连，每个区域设置单独的次要出入口，分别抵达各个就诊区域，分散二次就诊的患者人流，进入保健院后与各次要出入口对应设置楼梯，保证了保健与临床相对独立。

为最大限度避免患者的相互影响，同时保证医技功能的最大化共享，枣庄市妇幼特将儿科住院楼、妇产科住院楼从五层以上分开设置。产前管控中心为连接门诊和住院部的纽带，开设 24 小时绿色通道，承担着孕产妇的入院筛查、分流、急诊及接诊工作，孕产妇检验取样、B 超、心电图及查体项目均在产前管控中心完成，打造产科一站式服务新模式。此外，针对涉及女性的一些疾病治疗情景与环境，特别设置独立的空间，给予患者身体、心理更为全面、周到的呵护。

值得一提的是，枣庄市妇幼将产房、手术室、NICU、血库同层设置，为手术、抢救及监护提供了极大便利。这一设计获得了医护人员以及前来参观学习的同行们的一致肯定。

凭借优秀的设计，枣庄市妇幼先后荣获2013全国人居经典建筑规划双金奖、2015年第三届山东省优秀建筑设计一等奖、2016年度枣庄市建设工程"榴花杯"等奖项，成为我国妇幼设计领域的一项代表之作（图1-4，图1-5）。

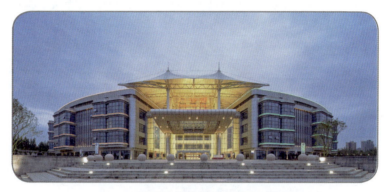

图1-4　枣庄市妇幼保健院新院正面图

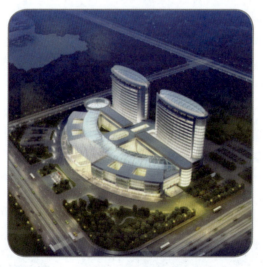

图1-5　枣庄市妇幼保健院新院俯瞰图

四、基建管理的"秘诀"

医院建设是一项长期的、复杂的系统性工程，前期需要筹集资金、选址、办理审批和施工手续、设计和施工单位招标等，后期需要通过建设施工将规划设计落到实处。整个过程涉及与市政府、项目所在地的各级政府部门和市、区两级卫生主管部门、规划部门、国土资源、环保部门、发改委、财政、住建、消防、人防、供水、供电、供暖、供气等多个部门，以及设计、施工、监理等多个合作方的沟通协调，需要做大量的工作。

枣庄市妇幼采取的是自建模式，为确保建设施工质量，保健院聘请具有丰富项目建设管理经验和领导才能的枣庄市王开医院原党委书记、院长王兴峰为项目建设负责人，具体施工由枣庄市妇幼时任项目办主任刘本刚负责。由于新院位于新城区，建设初期周围相对偏僻，施工过程遇到诸多困难，枣庄市妇幼均一一克服。缺少建筑用水，就打自备井；周围治安环境较差，便与当地派出所开展警民合作。为了保障施工质量，新院建设管理团队连续几个月吃住均在工地。而对于基建管理，大家一致认为，一定要重视招投标工作，选择优秀的设计、施工和监理单位是工程的重中之重。

在具体执行中，枣庄市妇幼遵循"四控两管理"原则。"四控"即安全控制、质量控制、投资控制和进度控制，"两管理"即合同管理和信息管理。其中，对于工程进度管理，一方面，要在考虑自然、人文等多因素的基础上科学制定工期，并把控好各施工单位的进场时间，工序的进度节点，同时依据合同工期节点和阶段性施工进度计划，及时考核奖惩；另一方面，认真编制工程进度计划，定期召开工程例会，检查计划落实情况，解决施工中存在的多种问题，并布置下一阶段工程进度计划。必要时，可不定期召开专项例会，专题解决工程中急需或重大特殊问题。此外，要严格检查施工单位内部质量管理体系和人员落实情况以及工程监理各专业人员落实情况，完善质量管理制度，同时要重视工程后期管理（图1-6~图1-8）。

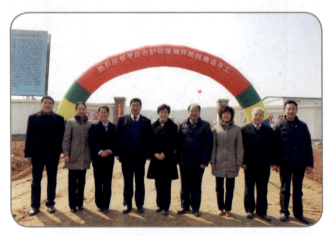

图1-6　枣庄市妇幼保健院新院开工建设

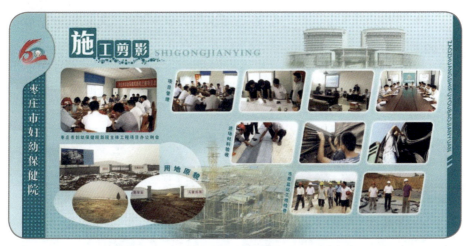

图 1-7　枣庄市妇幼保健院新院施工剪影

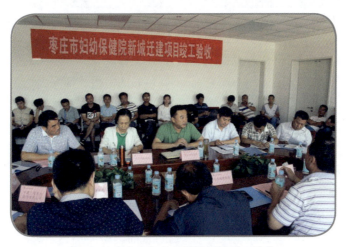

图 1-8　枣庄市妇幼保健院新院竣工验收

谈起这段历史，现任枣庄市妇幼副院长刘本刚感慨万千。他表示，基建管理要遵循"三多"原则——多请示、多沟通、多争取领导支持，把控好工程建设的质量、安全和进度，同时控制好成本。

五、室内环境中的人文与色彩之美

践行"以人为本"的理念，枣庄市妇幼新院在装饰装修方面充分考虑了妇幼保健院的服务人群和功能特点，将"人文"融入每一个细节。

走进枣庄市妇幼，首先映入眼帘的是宽敞明亮的门诊大厅，钢结构被设计得"轻盈灵巧"，在低碳节能、绿色环保的同时，能给人带来阳光明亮的视觉感受。大厅一侧的墙壁上挂着一幅壁画，画面中的母亲怀抱熟睡的婴儿，恬静安然（图1-9）。在大厅入口的两侧，分别设置了不同的水景观，充分将"水元素"融入了保健院的设计中。此外，枣庄市妇幼专门聘请设计师，以枣庄市的市花石榴为原型，设计了吉祥物——"石榴宝宝"，与妇幼保健院的特点相吻合，同时充分体现了地域文化特色（图1-10）。

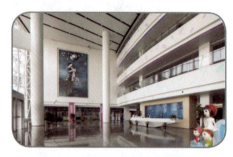

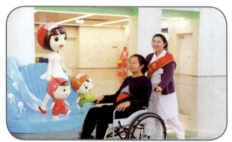

图1-9 "母亲怀抱婴儿"壁画　　　　图1-10 枣庄市妇幼保健院吉祥物"石榴宝宝"

枣庄市妇幼的室内设计延续建筑风格，"生命之花"粲然绽放。考虑到特殊人群的心理，内部通过采用不同类别、不同色彩的室内装饰突出三大中心（围产医学中心、妇女健康中心、儿童健康中心）的各自特色。比如，围产医学中心以粉色为主，体现爱与柔美，同时给人温馨的感受，而妇女健康中心加入了紫色，代表着女性的优雅、成熟，儿童健康中心的墙壁、座椅等则多为蓝色和绿色，既方便儿童记忆，又使保健院色彩丰富，充满生机与活力（图1-11）。

枣庄市妇幼装修装饰在选材方面注重绿色健康环保，施工工艺最大限度避免产生室内污染，同时充分利用自然采光与通风，并采取合理有效的措施降低能源消耗。遵循节约原则，枣庄市妇幼装饰装修所用材料、设施设备、器材

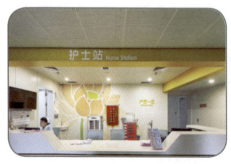

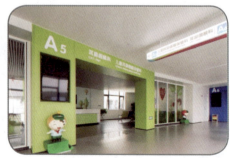

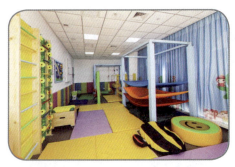
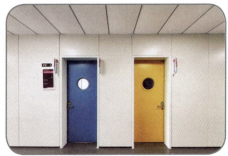

图 1-11　枣庄市妇幼保健院新院内部装修装饰

器械在保障使用效果和质量的基础上，以"节省投资、便于维护、节约能源"为原则，尽力降低项目的施工成本和投用后的运营成本。

此外，枣庄市妇幼在装修装饰方面采取的是设计施工一体化承包，设计和施工负责人现场办公，及时解决施工中遇到的问题，保障施工质量。

六、面向未来：践行"四字"方针

枣庄市妇幼新院按照"三大部"理念进行整体设计布局和建设，一期工程于 2013 年 6 月正式开工，2016 年 9 月投入使用。到 2025 年，新院已运营 9 年。通过新院建设，枣庄市妇幼在功能、服务、学科建设等方面均有很大提升。

时任院长于春梅表示，枣庄市妇幼的改变主要体现在以下几个方面：一是功能更加完善，新院按照"大部制"进行流程布局，临床和保健的结合更加紧密，更好地践行"保健和临床相结合，面向群体、面向基层和预防为主"的妇幼卫生工作方针；二是服务的提升，大部制的设计将"以服务对象为中心"的理念落到了实处；三是职工的保健服务意识大大增强，临床和保健人员相互学习，优势互补；四是科室之间的交流显著增加，大部制的设置打破了原来的科室界限，不同科室之间相互促进，共同提升；五是延长了服务链条，科室之间转诊转介更加便捷，妇幼保健机构"全生命周期服务"的特点更加凸显。

此外，"升级"后的枣庄市妇幼也更好地承担了社会责任。一方面，新冠病毒感染疫情期间作为枣庄市政府的指定机构，承担核酸检测、疫苗接种等工作，并做到及时响应、高效服务；另一方面，强化了"辖区"服务，真正做到了面向群体的保健服务。在枣庄市妇幼，大部主任是辖区相应人群健康的第一责任人，对辖区内服务人群健康负责。这是在大部制建设推动下，妇幼保健机构和其他医院最大的不同。

面对新时期的信息化要求，枣庄市妇幼在设计建设时也有统筹考量，目前已上线医护工作站、电子病历等系统，并分批更新了 HIS、LIS、PACS 等，同时上线了智慧管理平台，通过平台实现智慧化能耗管理。在组织管理方面，枣庄市妇幼统筹规划、科学设计、统一开放接口，院领导高度重视，并建立了比较完善的组织管理机构。在实际操作中，结合工作需求，有计划、有步骤地推进信息化建设，保障建设与应用有效衔接。此外，枣庄市妇幼开展了儿科智慧护理服务，并建立了辖区智慧妇幼平台。通过这个平台，可以了解辖区内妇女儿童的健康数据，为降低孕产妇死亡率、提升辖区管理工作效率提供了非常大的助力。

事实上，近两年妇幼保健机构的发展也面临一些挑战。疫情影响已逐渐消退，但生育需求下降仍是未来一段时间各妇幼保健机构需要面临的现实问题。面向未来，枣庄市妇幼将遵循"长、深、广、亮"四字发展方针（长，即围绕妇女儿童健康的全生命周期，把服务链条拉长；深，即深耕学科发展，深化二级学科建设；广，即打开大门广泛交流践行社会责任；亮，即擦亮妇幼品牌），这一方针为枣庄市妇幼的未来发展指明了方向。

——内蒙古自治区妇幼保健院"三位一体"迁建纪实

2014年11月16日,内蒙古自治区妇幼保健院(简称"内蒙古妇幼保健院")"三位一体"外迁新建项目建设工程正式启动了。在大青山南麓,呼和浩特市城东的建设基地上,挖掘机伴着轰鸣声叩开了初冬时节僵硬的泥土。此时,阳光穿透云层,驱散了晨间雾气,照在这片空旷的土地上。

四年后,一座具有民族特色的现代化妇幼保健院落成,并于2019年7月20日全面投入使用。新院凭借妇产医院、儿童医院和妇幼保健院"三位一体"合建优势,为全区妇女儿童提供优质的"医疗+保健"服务,可谓"一院撑起半边天"。

门诊量、住院人数大幅度提高,分娩量连续5年位居自治区之首,患者满意,社会肯定……这是新院运营5年取得的成绩。然而,这一切来之不易。对全体内蒙古妇幼人来说,这是一段充满艰辛的奋斗历程,也是一段用真诚与汗水书写的动人篇章。

一、谋篇布局,打造"三位一体"规划建设新篇章

(一)变挑战为机遇,创新提出"三位一体"合建构想

内蒙古妇幼保健院成立于1987年,是内蒙古自治区成立40周年的献礼项目。彼时的内蒙古妇幼保健院,建筑规模在全国妇幼保健院中处于前列,是呼和浩特市的地标性建筑。然而,随着业务量的增长,医疗用房紧张、结构布局不合理、基础设施陈旧、交通堵塞等问题越来越明显,为妇女儿童就医带来很大不便,也制约了保健院的可持续发展。为此,保健院领导班子积极寻求破局之法。就在此时,国家启动全国儿童医院建设计划,自治区政府和有关部门也正在考虑新建内蒙古自治区儿童医院和妇产医院,以填补自治区首府城市专科医院空白。对于内蒙古妇幼保健院来说,这既是挑战又是机遇。儿童医院和妇产医院与妇幼保健院在医疗功能上存在重叠,且内蒙古地区地广人稀,作为首府的呼和浩特市总人口也仅有300多万,如果在这座城市再同时建立

起一所妇产医院和一所儿童医院，将是怎样的局面？分散资源，互挖人才，争夺患者……诸如此类的激烈竞争将不可避免，其结果将非常不利于整个医疗服务体系的发展。而对于内蒙古妇幼保健院自身而言，一个严重的现实挑战是，如果政府集中财力建两所新院，保健院很可能被"冷落"，投资建设的机会至少要延迟到10年以后甚至更远，发展将在很大程度上受到制约。

在严峻的挑战面前，保健院领导班子向自治区政府和卫生主管部门提出"三位一体"合建构想——即在内蒙古妇幼保健院加挂儿童医院和妇产医院的牌子，一个机构三块牌子，三院合建，良性发展。

"三位一体"合建一旦落实，不仅能够解决内蒙古妇幼保健院自身的困境，更对区域内整个卫生服务体系高质量发展具有重要意义。其一，可以集中优势，实现功能互补。妇幼保健机构的功能定位是以妇女儿童健康为中心，为妇女、儿童提供包括一、二级预防保健和三级临床医疗在内的三级保健医疗服务。"三位一体"合建既可以强化妇幼保健院的医疗功能，又可以弥补儿童医院和妇产医院预防保健功能的缺失，从而实现三所机构的功能互补。其二，可以集中资源，实现规模效应。"三位一体"合建有利于集中基建和设备投资，整合人才和技术资源，提升资源利用效率。并且，由此形成的规模效应，有利于大幅提升保健院的专科服务能力。其三，可以立足现有资源，快速形成服务能力。在现有保健院基础上进行"三位一体"合建，保健院可以承担从筹备、设计到施工的全部建设管理任务，并且可以在新院建成投用后发挥自身几十年形成的专业技术和管理优势，快速整合资源，形成并提升专业服务能力，避免出现新建医院"有楼无人，有人无能，患者不上门"的尴尬局面。

自治区党委、政府和有关部门对"三位一体"合建的提议给予了高度重视，并专门组织专家进行论证。最终，在内蒙古自治区原卫生厅的大力支持下，2012年9月21日，内蒙古自治区妇幼保健院、儿童保健院和妇产保健院"三位一体"外迁新建项目获得自治区主席办公会议通过。项目得到了自治区政府的大力支持。2013年，保健院外迁建设项目被写入政府工作报告并被列为政府重点民生工程。在资金方面，项目争取到了国家儿童医院和妇幼保健院建设资金1.9亿元，其余部分由自治区政府全额出资。

（二）立足长远，谋定规划建设目标

"三位一体"合建拉开了内蒙古妇幼保健院跨越式发展的序幕。在此基础上，保健院以发展创新为导向，集思广益，群策群力，绘制远景，描画蓝图。

内蒙古妇幼保健院新址位于呼和浩特市新城区察哈尔大街以北、哈拉沁路以东，规划用地220.6亩，一期建筑面积14.86万平方米，是旧院的5倍；设置床位 800 张，是旧院的 2.6 倍；总投资 12.53 亿元。

在建设目标上，坚持保健院功能定位和大部制功能布局特点。新院建成后，力争实现"远看是呼市的一座标志性建筑，近看是一座花园，走进室内是医疗保健康复的乐园"的风格特色。

在管理目标上，坚持三大保健部管理体制和机制，引入新型保健院管理服务体系。新院确定为"一个机构，三块牌子，一套人马，一体化运营"，并以此为基础提升团队管理能力，形成有效合力，统筹卫生资源，培养优秀人才，锻造特色服务品牌，争创业内创新实践的典范。

在发展目标上，坚持"以妇女儿童健康为中心，提供保健和医疗三级服务"的发展方向。新院立志建成全区妇儿专科领域的行业龙头，在区域内发挥引领示范作用。无论是在规模、功能、技术上，还是在环境、流程、适宜性上均高标准、高定位，致力于建设成能够为广大妇女儿童提供全生命周期医疗保健服务的首选的妇儿专科医疗保健机构。

（三）戮力同心，跑出高标准建设"加速度"

目标确定后，内蒙古妇幼保健院开始着手推进新院建设。建设前期，院领导班子跑政府、跑规划，完成新院选址、专家论证、方案设计、发改委立项、批复等，期间不断奔波于村、乡、区、市及自治区五级政府多个部门之间。经过不懈努力，仅用 1 年多时间完成了所有前期手续审批。在建设过程中，为保证工程顺利推进，参建人员积极协调自治区代建局及施工方、监理方、设计院、造价咨询方、财政审计方、基础设施配合方等各个单位。期间，无数次组织召开协调会，统一思想，明确标准，反复研究，充分论证。此外，为了使建成后的新院医疗功能使用顺畅，保健院多次组织相关人员赴先进省市实地考察学习，为新院建设引进新思路、新理念，为日后科学管理奠定基础。

辛勤耕耘，必有硕果。内蒙古妇幼保健院新院历时四年多，于 2019 年顺利竣工。值得一提的是，在当时自治区 6 个卫生项目中，该项目是体量最大、情况最复杂、条件限制最多的一个，但最终成为办理手续速度最快、建设速度最快的一个，并且获得了"中国建设工程鲁班奖""全国妇幼保健机构三优建设项目""第三届全国最美医院"等多个奖项（图 2-1）。

（四）大部制设计，人性化功能布局

在建筑设计上，内蒙古妇幼保健院新院严格按照儿童保健部、妇女保健部和孕产保健部"三大部"进行保健和医疗功能布局，并在符合妇幼保健功能定位的基础上，适当加强儿童和妇产医疗功能。其中，门诊部在三大部分别增加了儿科、妇科和产科专科诊室，住院部增加了儿科和妇产科床位，同时增加产房、手术室和新生儿重症监护室等，并按高标准进行设置。

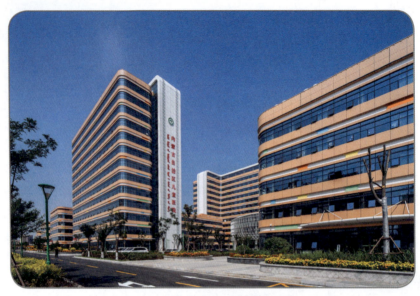

图 2-1   内蒙古自治区妇幼保健院

功能布局上，内蒙古妇幼保健院新院设计的核心原则是"让信息多跑路，让患者、医生少跑路"。药房、检验采血、医学影像均位于中心，方便患者做辅助检查，使距离最小化。考虑到不同楼层患者的就医需求，多处设置采血点，在最小半径内解决患者急需解决的问题。在邻近儿科专家门诊区域和产科门诊区域分别设置了2个超声科诊区，方便患者就近检查。产房、手术室和新生儿重症监护室同层设置，保障病理性新生儿在平层间转运，快速得到医疗救治……在保健院新院，类似的优化设计还有很多。这也诠释了保健院设计的初心——满足使用者和被服务者的需求，职工工作得心应手，患者就医舒适便捷。在很大程度上来说，这也是衡量一座医院是否建设成功的标尺（图2-2）。

（五）理念鲜明，充分融合民族特色

除了功能性，内蒙古妇幼保健院新院在建筑设计中还充分考虑内蒙古地区的民族特色，并将其与妇幼特点有机融合，建设更加有温度、有特色、有内涵的新型妇幼保健院。

新院整体采用"双轴一带一中心"的设计理念。"双轴"是指两边的两条医疗街，南侧是儿童医疗街，北侧是妇产医疗街，两条轴线区分出妇产区域和儿童区域；"一带"是指门诊中部的医技共享服务区；"一中心"就是将整个院区打造成花园式保健院，四季风景各不同，尤其是到了秋天，林荫小道，曲折蜿蜒，火树红花，层林尽染。

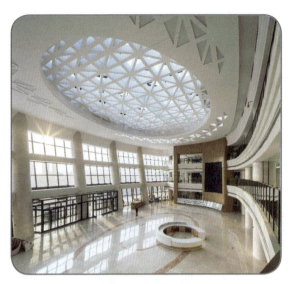

图 2-2　门诊大厅

　　学术报告厅是整个设计的点睛之笔，其形状为圆形，寓意明珠，造型灵感来源于蒙古族女性服饰中最具特色的帽子。帽子的"编织带"在夜间会被灯光赋予不同的颜色，正如草原上独具特色的一颗璀璨明珠。学术报告厅独立成栋，位于整个建筑群的中心，两侧住院楼的墙面用白色铝板錾刻民族回纹样式，像两条洁白的哈达，寓意着美好祝福。俯瞰下去，左右两座住院楼又像母亲的双臂，护佑着中间的孩童。整个规划设计艺术性地将妇幼特色与民族特色充分融合，自然温馨又不失典雅（图 2-3）。

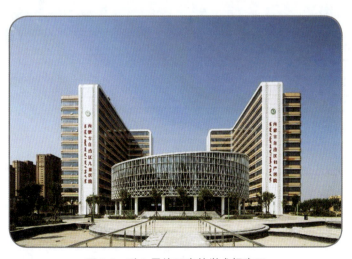

图 2-3　融入民族元素的学术报告厅

（六）以人为本，开启装修色彩革命

在传统的认知里，医院总是冷冰冰的，随处可见大白墙和身着白大褂的医生护士，是孩子们望而生畏的地方。为了打破这一印象，打造一个有温度的保健院，内蒙古妇幼保健院充分考虑妇女儿童的特点和就医需求，从色彩配置上做了精巧构思。其中，儿童区域主要是淡淡的绿、蓝、黄三色——绿色代表茁壮的生命力，生机盎然；蓝色寓意天空、大海，宽阔无际；黄色代表光明、温暖，充满希望。象征生命力的色彩贯穿儿童就医的全过程，给人以温馨、舒适的感受。妇产区主打的是淡粉色，粉色是温馨的代名词，能让人心情放松、安静平和。与此同时，不同区域还融合了淡紫、深紫和原木色，温馨又不失高雅，营造出充满温情的家化氛围（图 2-4~图 2-7）。

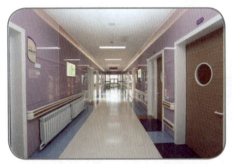
图 2-4　产科门诊

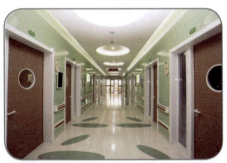
图 2-5　儿科门诊

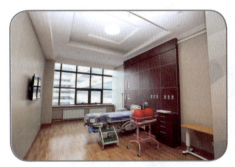
图 2-6　产科病房

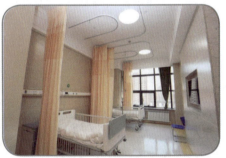
图 2-7　标准病房

二、整体搬迁，踏上妇幼健康服务高质量发展新征程

随着新院的落成，搬迁工作也被提上了日程。不保留旧院区是内蒙古妇幼保健院"三位一体"整体搬迁确定的总方向，但也为搬迁工作带来了挑战——作为自治区首府呼和浩特市最大和最主要的妇幼专科医疗机构，搬迁过程中如何保证"搬迁不停诊、安全无影响"？为此，保健院领导班子提前半

年开始制定方案，其间不断进行桌面推演和应急演练，并持续完善。经过周密部署和紧张筹备，2019年7月10—20日，历经10天时间，在保健院全体员工和患者的共同努力和配合下，顺利完成了整体搬迁。

保健院的搬迁触动了上千名职工的情怀，不少干部职工通过文字抒发情感。彼时恰逢中华人民共和国成立70周年，保健院乘势举办了"庆祖国70华诞，迎新院搬迁系列征文展播"，职工踊跃投稿并纷纷寄语。诸如，"三位一体建新院，携手共种妇幼花""积力之所举，即无不胜也；众智之所为，即无不成也""我们一定能把人民的期待变成我们的行动，把人民的希望变成生活的现实"……

（一）高水平新院区，为保健院发展插上腾飞之翼

顺利搬迁后，制约内蒙古妇幼保健院发展的硬件问题得到了解决，而其能否借此契机华丽转身，实现高质量跨越式发展，搬迁后的表现也给出了最好的答案。

患者的就医感受是保健院搬迁成效的最直观体现。家住攸攸板镇的潘女士是来复查的，听说妇科搬迁新院了，搬迁首日就来到新院挂号检查，谈及就诊感受，她笑着说："相比旧院，这边路上不堵车，环境高大上，停车位多，以后来看病方便多了！"一位内蒙古妇幼保健院的忠实"粉丝"，来自薛家湾的王先生和爱人带着儿子来看病，全家人开车行程100多千米，提前一天到达呼和浩特。他说，孩子从小一生病就来内蒙古妇幼保健院，前几天听说要搬迁新院，今天一早来挂了儿保科和皮肤科专家号，不用排队，环境也好，他说着满意地竖起了大拇指。

"三位一体"集中投资建设的高水平新院区，无论是外部空间环境和建筑规模及外观，还是建筑内部功能布局、装饰及配套设施，都得到了大大提升，其成效也逐步显现。一方面，充足的空间、先进的设备、高水平的信息化建设为保健院各项业务发展提供了有力保障；另一方面，宽敞的诊室、温馨的环境、充足的车位等让患者真切感受到了就医的舒适感、获得感。政府在民生工程上的投入让老百姓切切实实享受到了发展的红利。搬迁新院后，保健院门诊量、住院人数较旧院大幅度提高，分娩量连续5年超过1万例，位居自治区各医疗机构之首。

新院设计布局也为各专科发展提供了巨大的空间。围绕"大部制"学科建设架构，内蒙古妇幼保健院构建妇幼整链条全生命周期健康服务模式，进一步优化资源布局和服务供给，"三大部"定位更加清晰，科室配备更趋完善，专科门诊持续细化，业务范围更具内涵，对外合作不断拓展，辐射引领更为广泛。在国家卫健委推行的妇幼保健特色专科建设评选中，内蒙古妇幼保健院先后获评国家孕产保健特色专科、国家新生儿保健特色专科和国家妇幼健康文化特色单位。

（二）业务全面“开花”，一院撑起了半边天

“三位一体”合建的新妇幼保健院，按照新的妇幼功能定位，践行“大部制”，推动保健和临床更为有效地结合，实现了“保健促进临床，临床立足保健”的良性发展目标，逐渐踏上高质量发展的快车道。妇女儿童健康相关的各项业务全面开展，保健和医疗专业技术水平及服务质量大大提高，综合实力得到有效提升，可谓“一院撑起了为妇女儿童从预防保健到临床医疗服务的半边天”。

1. 儿童保健部医疗保健专业能力大幅提升　儿童保健科获评自治区重点学科，科室面积约 2 000 平方米，下设 5 个二级专业，开展 9 大情景式训练业务，在全区儿童早期发展基地考评中，以 96.1 分获得第一名的好成绩，承担着自治区托育综合服务指导中心的任务。儿内科设有 11 个亚专业，包括门（急）诊及 PICU 的 6 个病区。目前，儿童呼吸内镜技术、儿童消化内镜技术及儿童血液净化技术填补了自治区儿童医学领域的空白。新生儿科是自治区最早独立设置的新生儿专科，设有包括 NICU 在内的 3 个病区，获批国家重大疾病多学科合作诊疗能力建设项目，组建新生儿神经重症单元，逐步建立起“转运 - 急救 - 早期治疗干预 - 康复”一站式医疗服务模式。儿外科被列为自治区首府地区重点专科建设项目，柔性引进多名专家，与上海儿童医学中心签约筹建儿童心脏中心，近几年，大力开展儿童腔镜技术，四级手术率逐年提高。

2. 妇女保健部多项技术走在前列　妇女保健科承担着内蒙古自治区全区妇女保健工作和对基层妇幼保健院所的培训与指导职责，在新院开设有更年期保健门诊、孕前保健门诊、青少年生殖保健门诊、女童妇科门诊、婚前保健门诊、围产期营养评估咨询与指导、围产期心理保健等妇女专科保健门诊。妇科是国家宫颈疾病培训基地，在宫腹腔镜微创手术、宫颈各类疾病的诊断与手术、超导可视无痛人流、疑难计划生育手术处理及生殖保健等诊疗方面在当地走在前列。在二级学科和亚临床专业建设方面，细化亚临床专业，设 3 个病区，大力开展腔镜手术及复杂疑难妇科疾病的诊疗。生殖医学科设置有专用的生殖实验室，一站式通过了辅助生殖一代二代技术，正在进行人员的组团式轮训，生殖专科技术在新院实现快速提升。

3. 孕产保健部服务质量全区领先　产科连续 5 年分娩量过万，是自治区分娩量最大的保健院，设有高危孕产妇、孕期营养、助产士、双胎等特色专科门诊，开设产房及 5 个病区，成立成人重症病房，提升危重孕产妇的救治能力。

率先开展镇痛分娩、LDR 产房、产前诊断、孕期营养、孕期体重管理等专科技术与服务，在胎儿医学领域负责全区及周边其他省市的会诊，指导全区的疑难危重症病历的诊治，产科质量处于全区乃至全国先进水平行列。遗传优生科得益于新院的规模及发展，与产科、新生儿科、超声医学科等多学科合作，开展产前筛查、新生儿筛查及出生缺陷防控工作，团队学历结构较高，配备有先进的基因检测设备，开展国内先进的多项基因测序工作，与区外多所医疗机构合作开展多中心科学研究项目，获得了内蒙古自治区发改委授予的"内蒙古自治区工程研究中心"称号。

4. 辅助科室优化升级，提供便捷保障　为"三大部"发展保驾护航的核心科室麻醉科，有 19 间手术室，其中两间百级净化手术室，可以满足医院下一步业务发展对手术室的所有需求。组建重症医学科，为危急重症孕产妇的救治提供了保障，在新冠感染患者救治方面发挥了积极的作用。超声医学科在不同楼层设置了 3 个区，在最短半径内满足产科、妇科、儿科的检查。在儿童保健部、孕产保健部设置 6 个标本采集点，就近满足患者采血需求。柔性引进多名业内专家，为临床科室提供更准确可靠的辅助诊断。医学检验科分设 7 个实验室，配备有全自动化的医学检验设备，开展了 400 多项常规检验项目和特殊项目，承担着全院临床、保健及体检中心的检验工作。

5. 辖区管理辐射引领作用日益增强　为发挥自治区妇幼保健院辖区管理职能和龙头作用，更好地提升基层妇儿专科技术水平，实现为基层"输血"改"造血"的目标，内蒙古妇幼保健院坚持妇幼工作方针，多措并举，持续完善妇幼健康信息化体系建设，不断强化管理、完善制度、优化服务流程，建立健全妇幼健康三级服务网络，完善辖区保健服务体系与机制。

在具体行动上，通过搭建医联体、专科联盟、培训基地三个平台，牵头成立内蒙古自治区妇女儿童医疗保健联合体、内蒙古自治区新生儿专科联盟，同时担任东北儿童医院发展联盟常务理事单位，承担着多个自治区妇幼项目的指导、培训及督导工作。

医联体成立以来，积极开展双向转诊、远程会诊、技术培训、人才培养，通过优势资源下沉，实现医联体内成员单位资源共享、优势互补、扶持基层、共同发展的目标。同时，在医联体内创新发展思路，成立以妇幼保健机构为主要成员单位的质管、护理、药学、儿科重症、乳腺、儿保等 6 个专业学组，定期召开学组会，成立学组沟通群，随时协助基层解答专业问题。

发挥自治区妇幼保健院各中心和基地的作用，组织举办基层产科医生、助产士、新生儿专科护士等培训班，深入基层，开展产科、新生儿科、儿童保健和出生缺陷防治、"两癌"筛查、"艾梅乙"等培训,全面提升基层服务能力。同时,充分利用"云上妇幼"等信息化网络,做好全区妇幼工作的培训和引领工作,为助力全区提升专科建设能力和出生缺陷综合防控水平、打造专科服务优势品牌、进一步降低孕产妇、婴儿和 5 岁以下儿童的死亡率,以及全面提高出生人口素质,作出应有贡献。

(三)信息化升级扩面,智慧医院建设成效显著

信息化的发展日新月异,一家现代化的医院一定是信息化发达的医院。因此,内蒙古妇幼保健院在建设初期就作出建设"智慧妇幼"的总体设想,且规划超前,模块众多。在实际推进过程中,自治区政府在保健院信息化建设方面分批投入了大量资金,为保健院信息化建设提供了强有力的支撑,信息团队披星戴月,做测试做模拟,保障了医院新旧信息系统的正常切换和平稳运行。

新院按照"智慧医疗,智慧管理,智慧服务"目标提出规划。智慧医疗方面,2020 年通过了电子病历 4 级,2022 年申报了 5 级,是全内蒙古申报 5 级通过的唯一一家医院。智慧管理方面,建立运营管理系统和数据中心,实现资源全流程管理。其中,已完成人力资源管理系统、财务管理系统、资产管理系统、绩效考核系统、护理管理系统、高值耗材管理系统、办公 OA 系统、科研管理系统、等级医院评审系统、医院决策支持系统、供应室管理系统、物价管理系统、医疗垃圾管理系统等运营管理系统的建设,目前正在建设的 HRP 系统将与财务、资产、耗材及人力资源管理系统进行对接,实现数据的互联互通与医院的精细化运营管理。智慧服务方面,院内不断完善公众号诊疗服务,实现网上预约,智能导诊等,基本实现就医流程线上化。同时,作为全区妇幼保健的龙头单位,精心筹建"云上妇幼"服务模块,发挥"云上妇幼"远程医疗平台作用,实现对"省 - 市 - 县"三级妇幼保健机构的全覆盖。保健院还通过远程医疗培训、远程会诊指导、远程超声指导、视频教学点播等功能,为基层妇幼保健机构提供优质便捷服务。在辖区健康管理方面,保健院建立"内蒙古妇幼健康信息系统",与全区 12 个盟市 105 个旗县区 343 所助产机构及妇幼保健机构助产机构全面对接,实现全区数据集中管理和数据共享。

通过系列举措,保健院的信息化建设实现了跨越式发展,助力管理运营、医疗服务和辖区管理翻开崭新的一页。

三、凝心聚力，十大文化点亮"妇幼生命之花"

（一）打造十大文化，实现三个统一

文化是保健院可持续发展之魂。多年来，内蒙古妇幼保健院探索符合建设发展、富有时代特点的妇幼健康文化体系，以党建为根，引领文化聚人心，以文化为魂，打造品牌创美誉。一代代内蒙古妇幼人在时光的荡涤和岁月的磨砺中，不断沉淀、总结、凝练出由十大文化组成的妇幼文化体系——薪火相传的理念文化、健康和谐的形象文化、风清气正的廉政文化、大爱无疆的公益文化、规范完善的制度文化、特色鲜明的品牌文化、百花齐放的科室文化、英才辈出的名医文化、以人为本的管理文化、卓而不同的建筑文化，使医院文化理念成为全体职工的一种自觉实践，为医院发展提供坚实的精神支撑。通过文化建设与发展，内蒙古妇幼保健院不断增强自身凝聚力，提高竞争力，实现保健院文化与发展战略目标的和谐统一，保健院发展与职工发展的和谐统一，保健院文化优势与竞争优势的和谐统一，为保健院改革、发展提供有力保障。

（二）开展文化活动，打造妇幼健康文化品牌

内蒙古妇幼保健院着力打造自身文化品牌，文化理念实现从感性文化向理性文化延伸，从无形文化向有形资源延伸。其中，发挥特色专科和妇幼保健品牌优势，培育了系列文化活动，诸如世界早产儿日邀请宝贝"回家"活动、袋鼠式护理、健康科普情景剧创作、准爸爸新手训练营、新年胎教音乐会、孕妇风采大赛、创办院刊院报等。此外，新职工入院宣誓仪式、为新入职医生授听诊器、为新入职护士授燕尾帽、为在院满30年职工献花并颁发荣誉证书、院领导春节走访慰问离退休职工、举办"首席静脉穿刺师"评选、邀请离退休职工参观新院区、新入职员工礼仪培训等文化活动作为保健院传统活动，一直延续至今。

（三）培育宣传先进典型，引导树立健康价值取向

内蒙古妇幼保健院领导班子非常重视积极培育、树立和宣传保健院的先进典型，近些年涌现出"全国优秀共产党员""白求恩式好医生""林巧稚杯"奖获得者、"云曙碧精神"终身成就奖和特殊贡献奖获奖者、"内蒙古自治区草原英才"、"内蒙古好医生 内蒙古好护士"、抗疫特别人物、"内蒙古草原健康卫士"提名奖、内蒙古医师协会名医等，这些先进典型引导职工树立健康、积极向上的道德观念和价值取向。

通过系列举措，内蒙古妇幼保健院倾力打造让群众满意、员工幸福的妇幼健康文化品牌，力求让每个生命都得到尊重与关爱，"以母爱之心，尚精诚之

行"，呵护新时代"生命之花"。

回望一路走来的历程，新院建设可以说是保健院不断壮大、开拓创新的发展史，也是一部保健院精神的锻造史，是内蒙古妇幼人怀揣着梦想，凭借着责任与担当，走出的一条兴院强院之路。追梦之旅不可停歇，每一名内蒙古妇幼人将从保健院奋斗史中汲取力量，继续秉承开拓进取精神，坚定理想信念，向高质量发展的时代使命昂首奋进！

案例三： **改革之魂与建筑之美**

——江苏省连云港市妇幼保健院建设发展纪实

江苏省连云港市妇幼保健院（简称"连云港市妇幼"）坚持妇幼卫生工作方针，坚持"以妇女儿童健康为中心，共享妇幼健康，共创美好生活"的理念，坚持防治融合，在全国率先实行"大部制"改革，设立孕产保健、妇女保健、儿童保健三大学科部。经过十多年的建设和改革，现已发展成为一所集医疗、保健、康复、预防、教学、科研为一体的国家三级甲等妇幼保健院。全院业务用房建筑面积由 2011 年的 2.3 万平方米增加到 2023 年的 9.5 万平方米；总床位由 2011 年的 300 张增加到 2023 年的 938 张；职工总数由 2011 年的 650 人增加到 2023 年的 971 人，其中高级职称、硕士、博士分别由 50 人、30 人、1 人增加到 233 人、220 人、13 人；年门诊量由 2011 年的 31.8 万人次增加到 2023 年的 86.8 万人次；年住院量由 2011 年的 1.2 万人次增加到 2023 年的 2.7 万人次；业务收入由 2011 年的 1.3 亿元增加到 2023 年的 4.7 亿元。

总结连云港市妇幼的建设发展经验，可提炼为"坚持改革之魂，追求建筑之美"。

一、改革驱动，建好建强妇幼保健院

在连云港市妇幼的发展历史中，改革是不变的主旋律和关键词。

（一）为破局而创三甲、建集团

1986 年，连云港市妇幼依托农场医院而建。2010 年，在时任院长汪洪流和党委书记邵亚玲的带领下，全院上下背水一战，从无等级一举成功创成三级甲等妇幼保健院，极大地鼓舞了全院干部职工干事创业的热情。

但是，此时的连云港市妇幼，含租用市卫健委的土地，占地总共只有 26 亩。由于房屋紧缺，市民候诊只能在走廊，检验科只能设置在半地下，每天门诊量平均都在 1 000~2 000 人次，停车位有 100 多个，硬件条件已明显成为制约发展的客观因素。

恰在此时，连云港市第一人民医院提出要把连云港市妇幼兼并成为其分

院的设想，为了能够坚守妇幼健康阵地，保持独立发展，连云港市妇幼决定以发展妇幼集团的方式破局。

时间和实践证明，连云港市妇幼再次选择了正确的道路。通过资源整合、优势互补，连云港市妇幼团结了全市9家县（区）妇幼保健机构，并经过不懈努力，于2011年12月16日正式成立连云港市妇幼保健集团，成为综合医院分院的"困局"顺势而破。

（二）为变强而启动新院区建设

尽管已成立集团，但连云港市妇幼只有2万多平方米、分布7栋楼宇的房屋硬件短板依然存在。保健院要发展，解决硬件短板问题迫在眉睫。2012年，施庆喜履新连云港市妇幼保健院院长。交接班时，老院长把规划好的改扩建图纸交到了施庆喜的手上，可施庆喜却犯了难。当时，保健院的实际业务能力和区域影响力并不十分凸显，面对此种现状，如果原址改扩建，整个保健院的业务势必受到严重影响，再加上规划的许多限制，无法满足现代化医院的发展需求，经过研究，施庆喜和院领导班子一致认为，异地新建更能适应保健院的发展。但是，对于之前已经讨论通过的方案，现在是该扩建还是新建？

两难之际，院领导班子决定将目光向外看——了解同行的情况。在充分分析全市兄弟医院的硬件条件，调研兄弟市妇幼同行的积极做法后，经过主要领导及班子成员反复讨论，最终达成共识——异地新建。但是，在哪里建？建多大？怎么建？问题接二连三。"不能离开中心城区、有多少钱建多大、差不多就行"等声音不绝于耳。

"一定要用发展的眼光看问题，一定要自己掌握主动权。"就在此时，分管副市长董春科为连云港市妇幼明确了总基调，并从总体规划到项目选址用地等给予倾心关怀与支持。在市领导的支持下，连云港市妇幼坚定信念，下定决心要建设一所符合妇女儿童健康需求的现代化妇幼保健院。

（三）为发展而实施"大部制"改革

谋求突破硬件限制的同时，连云港市妇幼谋求改革创新的步伐也在加速。施庆喜自上任第一天起就在思考：妇幼保健院与综合医院的不同点在哪里？妇幼保健院建设与发展究竟应该是什么样的？经过两年多的调研、学习、思考，特别是因为国家建设项目而有幸参与了国家级会议的"大部制"改革培训后，施庆喜真正明白了妇幼保健机构与综合医院的本质区别——保健与临床的有机融合，这也是"大部制"改革的核心思想，是妇幼保健机构发展的灵魂。

经过多次调研、培训，连云港市妇幼于2014年启动"大部制"改革，结合实际情况，设立孕产保健部、儿童保健部、妇女保健部三大部，将计划生育技术服务部职能纳入妇女保健部统筹管理。同时，以人事制度改革和绩效考核为抓手，实现人、财、物全盘调控，推动"大部制"改革落地见效。连云港市妇幼也成为全国第一批推行"大部制"改革的妇幼保健院，并实施至今。

随着改革的深入，连云港市妇幼对新院区建设进行了第二次规划——以"大部制"思路推进建筑设计和布局，建设规划的诸多"两难"问题也顺势而解。

二、追求"四大融合"，打造独特建筑之美

连云港市妇幼保健院新院区占地面积 120 亩，一期总建筑面积约 95 046 平方米（含地下建筑面积），建设中追求把地域文化、行业特色、人文关怀、社会公益融入新院区设计，打造独特建筑之美。新院区建设荣获国家级妇幼保健机构优秀建设项目匠心项目奖，在建筑设计、布局流程、装修装饰三项评比中获得三项全优。

（一）有机融入地域文化

连云港素有"大圣故里"及"山海连云之城"的美称，市花是玉兰，市树是银杏，这些地域元素均被很好地融入了建筑设计中。

东门是医院的主要出入口，在东门通道两旁，种的是玉兰树和银杏树，秋天银杏成林，取其谐音寓"杏林"。三棵玉兰树，是从老院区移植过来的，最老的一棵植于保健院成立的 1986 年，每年开花的时候树冠如伞，芳香四溢，职工、市民都纷纷驻足观赏、拍照，是连云港市妇幼一路发展的同行者和见证者，对每一位连云港市妇幼人而言都有着特殊的意义。新院区大楼外观设计上也采用了玉兰的形象，白天粉色玉兰，或含苞或绽放，美丽温柔而又生机磅礴如母亲，到了夜晚，灯光亮化，让玉兰呈现七彩变化，如生命绚烂，增添了独特的美丽。玉兰既如母亲一般，温婉美好，外柔内刚；也如医务人员一般，有时治愈，常常帮助，总是安慰。

"大圣文化"是连云港地域文化最靓丽的名片，也是连云港市妇幼文化设计的重要内涵。东门诊大厅多媒体大屏上方"猴王出世"的浮雕，以朝阳为背景，蓬勃而出，代表着未来和希望，寓意着在妇幼保健院出生的孩子们都能够茁壮成长。在它的对立面是群猴，寓意着孩子们天天向上，也蕴含着在妇幼保健院分娩的产妇们平安顺遂。整个设计跟蓝天白云穹顶相连接，既象征儿童活泼成长，也代表了妇幼安康。院区所有标识牌均有悟空卡通形象，紫藤拦网上攀爬着多只可爱的小猴子，都是"大圣文化"的延续。妇孺国医堂综合治疗室的屏风以"山海连云，瓜果飘香"为主题设计，让治疗者在舒适熟悉的环境中，静享优质服务（图 3-1~ 图 3-3）。

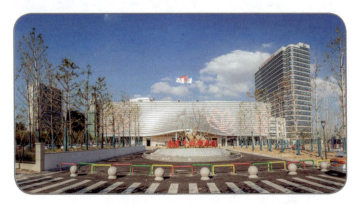

图3-1 东门主要出入口

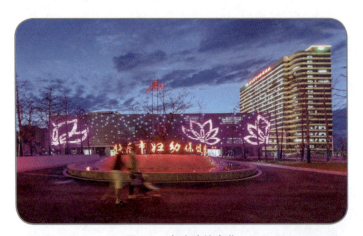

图3-2 夜晚建筑亮化

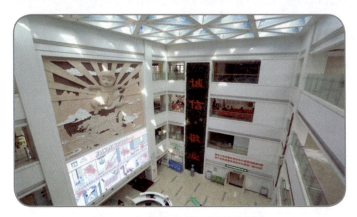

图3-3 门诊大厅"猴王出世"浮雕

（二）充分展现妇幼特色

为突出"儿童优先"理念，连云港市妇幼将儿童保健部设置在低楼层——儿科门诊在一楼，儿童保健门诊在二楼，并以象征生命和希望的果绿色装饰诊疗区域（图3-4）。三楼、四楼分别为孕产保健部、妇女保健部，孕产保健部用温柔的玉兰粉为主色调完成设计，妇女保健部采用明艳的鹅黄色为主色调设计。自从搬迁新院区以来，连云港市妇幼不断强化"人群＋色彩"理念的宣传，市民以视觉识别即可快速找到相应就诊区。

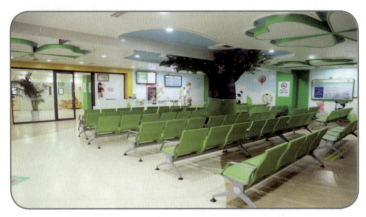

图3-4　儿科候诊区

为了给服务对象营造更便捷流畅、温馨舒适的就诊环境，连云港市妇幼以"人群＋健康＋色彩"布局楼层和诊区，患者在诊区内即可完成挂号、缴费、就医、检验等，减少往返奔波，"健康人群和非健康人群"分流，导引清晰、服务便利、就诊安全，就医感受更优。门诊设立一站式服务中心，可同时满足患者挂号、缴费、转诊、医保报销、出生证办理等多项需求（图3-5）。门诊楼和住院楼通过连廊相连，所有建筑均实现互通，四层连廊均为医技科室、手术室等，门诊科室和病区均可以短路径共享服务。保健、普通医疗、急诊设置不同入口，发热和肠道门诊独立于普通门诊，最大程度减少院感发生概率，疫情防控中优势凸显。

为解决群众就医"三长一短"（排队时间长、等候时间长、检查时间长、就诊时间短）等问题，连云港市妇幼在全市医疗机构率先试点推行"医后付"服务模式。"医后付"就是先看病后付费，患者自愿签署"医后付"知情同意书，由医院先行垫付费用，患者看完病后再一次性缴清诊疗费用。目前，连云港市妇幼已实现"医后付"服务门（急）诊全覆盖，并成功实现"三降两提升"，"三降"即平均排队次数减少、平均排队缴费时间缩短、患者平均就医等待时间缩短，"两提升"即预约诊疗率明显提升、门诊满意度提升（图3-6）。

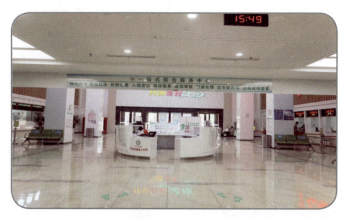

图3-5　门诊保健大厅一站式综合服务中心

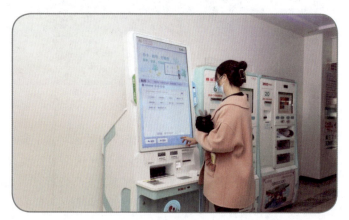

图3-6　市民通过自助机签约"医后付"服务

（三）处处彰显人文关怀

在连云港市妇幼，"妇幼至上"的服务理念有效融入了细节，润物于无声。其中，在患者非机动车棚到门（急）诊、住院楼一路都建了挡雨通道，将路障球精心设计成文化球，既美观，又实用。门诊楼外观设计成半圆形，凸起就像孕妇的大肚子，既体现了妇幼保健的特色，又蕴含着母亲为孩子、妇保院为服务对象遮风挡雨。在国内首家且唯一在门诊使用倾斜式人行道梯，方便孕妇、儿童上下楼。内部墙体、硬件设施均采用弧形设计，各区域均配备母婴室、儿童游乐区、电子图书馆、咖啡吧、候诊区，随时提供志愿服务车、孕妇助力车、婴儿车、轮椅等便民设施。在门诊大厅安排钢琴弹奏，舒缓就诊人员情绪。院科两级文化各具特色,产房、一体化产房、产科特需病房、产后母婴康复部也将呵护妇幼的初心写在最明显的位置。

为满足妇女儿童多元化、个性化的就诊需求,缓解就医难,提升服务质量,连云港市妇幼产科提供特需门诊、一体化产房、产科单人间、"远程胎监"等特色服务,"智慧妇幼"提供孕产妇建册、初检、复检、分娩、产后访视、产后 42 天检查,以及新生儿听力筛查、遗传代谢病筛查等管理服务(图 3-7)。

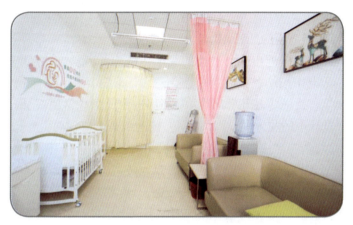

图 3-7　母乳喂养室内部陈设

(四)重视健康教育公益场馆建设

连云港市妇幼始终以提高妇幼健康水平为目标,在"爱佑新生,心系妇幼"等方面勇担责任。新院区建有健康广场、健康长廊、生命科普馆、孕妇学校等多个公益活动场所。其中,生命科普馆在新院区建设时已纳入规划,面积为 1 000 平方米,总投入 230 万元,是全省首家医院内建设的生命科普基地。生命科普馆包括三个展厅,是以揭秘生命奥秘、普及生命知识为宗旨的体验空间,全景还原生命孕育的整个过程,详细讲解出生缺陷和预防知识。建成后,先后挂牌成为连云港市科普教育基地、连云港市党员教育实景课堂、连云港市"苍梧晚报"小记者健康教育基地、江苏省专业科普场馆扩大开放试点场馆,也是全省唯一入选的医疗机构。连云港市妇幼充分用好科普教育基地,定向组织市民、儿童走进科普馆,近三年开展活动 50 余场,服务人数近万人(图 3-8)。

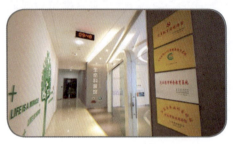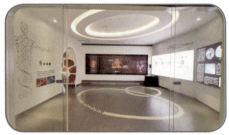

图 3-8　生命科普馆

（五）因防涝而生的"海绵医院"

苍梧绿园是连云港市中心最大的绿地休闲中心，整体地势低于周边道路和小区。连云港市妇幼苍梧院区（老院区）毗邻苍梧绿园，每年梅雨季节，防涝都是重要工作之一。暴雨季节，医院病房进水已是家常便饭，因此，防涝也成为新院区设计中的关键词，"海绵医院"的建设理念应运而生。

高空俯瞰，新院区地面从大楼到外围，依次是绿植花卉、海绵体地面、交通道路。阳光下，绿植花卉环绕，黄色的海绵地砖蜿蜒铺开，蓝色的大楼亭亭而立，仿佛被海浪拥着的一艘"连云港市妇幼"号邮轮（图 3-9）。

这几年，保健院再也没被水淹过，市民再也不用蹚着水来就诊了。

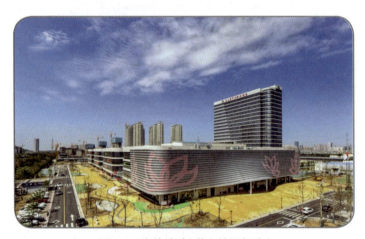

图 3-9　海绵地砖（黄色地面部分）

三、破局制胜，成就连云港市妇幼搬迁美谈

搬迁新院区是连云港市妇幼 2019 年最大的事，在连云港市妇幼发展史上也留下了浓墨重彩的一笔。

（一）搬迁新院区，是退路也是出路

对连云港市妇幼而言，搬迁不仅是提升工程，更是破局之举。2019 年是中华人民共和国成立 70 周年，当年 6 月，国务院安委会办公室部署"安全生产月"和"安全生产万里行"活动，国家和省、市各级安全生产、应急管理部门全面开展安全生产风险隐患巡查和督导工作。在本次巡查中，一纸整改通知单摆到了领导班子面前，连云港市妇幼苍梧院区（老院区）部分建筑被认为存在安全隐患，要求限期整改或停止使用。

要整改就要把病房楼推倒重建，那么在院的几百名孕产妇、患者去哪里？保健院没有其他可用建筑，其他医院也无法全部接纳所有孕产妇和患者。况且，新院区已竣工验收在即，所有的资金已经投入，根本没有多余的资金去完成老院区改建或重建。

领导班子到处争取，如果再多半年时间就好了！然而，安全是头等大事，留给连云港市妇幼的时间只有不到 3 个月。

经过反复论证研究，老院区整改无法实现，唯一的解决方案就是提前搬迁。既然是唯一选项，便不再犹豫后退。经过充分论证讨论，在环保测试等一系列安全问题都得到保障的情况下，连云港市妇幼决定——搬！

（二）既然要搬，必须风雨兼程

其实，搬迁新院区的时间虽然仓促提前，却早有筹划。自年初开始，领导班子便带领职能部门反复讨论推演、修订完善，并在 2019 年 2 月便正式向全院印发搬迁工作实施方案。

搬迁工作实施方案的印发，瞬间在职工中激起了千层浪。甲醛会不会超标？后勤保障能跟得上吗？公交通了吗？谁愿意跑那么远看病？两个院区都保留吗？一系列问题再次摆在了面前。

不怕有问题，就怕不关心。职工的强烈反映，某种程度上成为新院区搬迁工作的助推器。经过反复论证，连云港市妇幼确定了"分步实施、各负其责、协同作业、安全有序"的搬迁原则，成立包括搬迁工作领导小组、搬迁推进工作组、科室搬迁小组在内的三级搬迁组织机构，搬迁推进工作组又设综合管理推进工作组、医院宣传推进工作组、后勤保障推进工作组、固定资产推进工作组、网络运营推进工作组、业务科室推进工作组等 6 个小组，院领导亲自挂帅、靠前指挥，相关职能科室分工负责、协调落实。为了确保搬迁工作顺利进行，保健院每周都召开协调会，各部门汇报搬迁工作进度。据不完全统计，2019 年仅搬迁工作协调会就开了上百场，这还不包括每天的早会和行政办公例会。

2019 年 8 月 31 日，内科门（急）诊、病区作为第一批搬迁科室，在新院区正式接诊。此后，儿童保健科室、产科、新生儿科、妇科、儿科等门（急）诊、病区相继试运行。最后，只剩下生殖医学科继续在苍梧院区接诊。

搬迁行动进行得很顺利，全新的工作环境、宽敞舒适的就诊环境，极大地鼓舞了职工，市民和患者的就诊体验也得到了明显的提升。搬迁仅三天，连云港市妇幼的门（急）诊量就恢复到了往日水平。

（三）全城让行，"护航天使"守护新生儿

医院搬迁最重要的是保证患者安全，妇幼保健院的服务对象很多都是健康人群，这也相对减轻了搬迁压力。但也有一类特殊患者需要特别的照顾，这就是新生儿和临产孕产妇。按照搬迁计划，9月7日集中转运新生儿和孕产妇，当时在院的共有15名危重新生儿、10名普通新生儿和29名产妇。

为了确保搬迁顺利，院长施庆喜、党委书记邵亚玲带领领导班子和相关科室负责人，专程到交警大队协请支援。经过反复沟通、认真推演，制定了代号为"护航天使"的行动方案。

为确保"护航天使"行动顺利进行，9月6日下午，市公安局交警支队提前发布"为爱接力 全城让行，9月7日多名新生儿从这些路段转院"的消息，提醒有一批危重新生儿以及刚手术完的孕妇、临产孕妇和普通新生儿，从连云港市妇幼苍梧院区转至秦东门院区，该条消息一经发布便获得无数网友的关注和点赞。

9月7日早上6时，连云港市妇幼苍梧院区住院部楼下，救护车依次按序排开，设备工作人员快速安装调试好暖箱，警车、救护车整装待发。新生儿科病房内，医护人员早早来到科室，给宝宝们做转运前的准备工作。再次检查仪器设备，再次确认宝宝信息，再次梳理治疗护理措施。"特别妈妈"们细心地安抚宝宝，给他们作搬家前的"最后动员"，并密切观察宝宝生命体征，持续提供不间断的护理服务。

6时28分，随着院长施庆喜一声令下，在"特别妈妈"的保护下，新生儿开始分批转运（图3-10）。转运过程中，交警铁骑队亲自护送。转运途经苍梧路、郁州路，沿途各路口交警提前到岗值守，市公安局交通指挥中心实时监控，确保转运工作顺利进行（图3-11）。

7时30分，25名新生儿全部顺利入住位于住院部五楼的新生儿科。此时，科内早已做好接诊准备，安置暖箱、监测生命体征、做治疗，医护人员井然有序地忙碌着。"特别妈妈"张煊抚摸着她负责转运的早产宝宝，温柔地说："宝贝，我们到新家啦，今天你表现得很棒哦！"宝宝似乎听懂了"妈妈"的话，眯着眼安静地享受着此刻的温暖。

"护航天使"行动历时两个多小时，分四批次转运新生儿25名、孕产妇29名。在转运的25名新生儿中，有NRDS、早产儿、黄疸、新生儿窒息、低血糖，其中6名新生儿出生体重不足2 000克,最小的新生儿孕周只有30^{+6}周。最后一批转运的人员中,包括一名刚分娩的产妇和一名即将生产的孕妇。

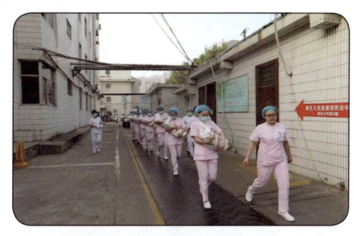

图3-10 "特别妈妈"怀抱新生儿搬家

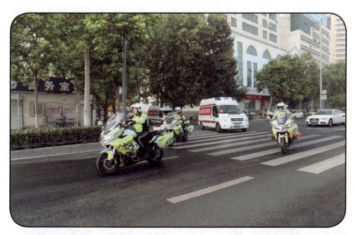

图3-11 交警"铁骑"一路护送新生儿转运

上午10时30分,转运工作刚结束,由孕期健康管理科主任徐雯主刀的第一台剖宫产在手术室5号间顺利实施,产妇尚女士成功诞下一名体重3 450克的健康女婴。当新生命的啼哭声响彻整个手术间,每个人的内心都充满了感动。当被问及为何会选择到新院区分娩时,尚女士认真地说:"我是徐主任的铁杆粉丝,她到哪儿我就跟到哪儿。听说你们今天搬家,我毫不犹豫就跟到新院区了。同时,我也特别想体验一下新环境。"

转运当天,新院区产房内有两名产妇顺利分娩,母婴平安。新生命的降临,带来新的希望!

四、匠心提升,丰富"三全三有"内涵

(一)诸多元素表达"好孕"祝福

孕产妇是妇幼保健机构非常重要的服务对象,在连云港市妇幼建筑设计和环境装饰中,精心设计的"好孕"元素充分彰显了妇幼保健院的特色。

东门出入口的喷泉景观,从高处俯瞰状似"双黄蛋"——喷泉环绕陆地,寓意生命的孕育孵化。在这片小陆地上,矗立着一个名为"哺育"的母子鹰的石头雕塑,老鹰展翅在上,小鹰仰头在下,母子鹰共同衔着一块"食物",从上往下看,是老鹰哺育小鹰,寓意呵护儿童,从下往上看,则是小鹰反哺老鹰。

在连云港市妇幼院区和楼内有很多小动物装饰——兔子、熊猫、猴子、梅花鹿、火烈鸟等,其中以兔子居多。事实上,每种动物的选择,都有特殊的寓意。例如,兔子既是小朋友们喜欢的可爱萌宠,还有生育能力强的特点,连云港市妇幼希望随处可见的兔子将"好孕"传递给备孕的准妈妈们。熊猫则预示着连云港市妇幼对妇幼群体的重视,如宝一般呵护他们的健康。

此外,在连云港市妇幼东门诊大厅扶梯上方,悬挂着一片紫藤拦网,既保护下方人群不被高空坠物砸到,也寓意着"紫气东来,好孕相伴"。南保健大厅墙上母乳喂养"福"字,既是爱婴医院的符号,也传递着"好孕是福,母乳喂养是福"的理念(图 3-12,图 3-13)。

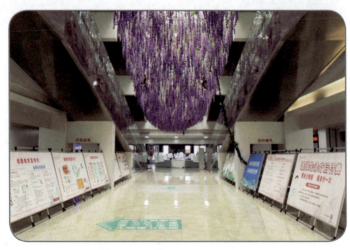

图 3-12 "紫气东来"安全拦网

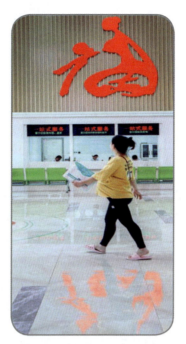

图 3-13　保健大厅妇幼"福"

（二）多项创新举措提升服务质量

随着新院区的建成投用，连云港市妇幼不仅在硬件方面全面升级，其服务内涵、文化建设也不断提质升级、再上台阶。在构建文化体系的过程中，连云港市妇幼坚持从生命起点，提供优质妇幼保健服务。

1. 全周期贯彻"预防为主"　连云港市妇幼的服务覆盖从孕前到更老年期。其中，创新性地把 0~3 岁托育服务及产后母婴护理融入业务中，真正实现全周期、全覆盖。值得一提的是，连云港市妇幼作为管理单位并牵头实施的"健康宝贝""健康妈妈""健康生殖"三大工程，被写进"健康连云港 2030"行动计划，并连续 5 年被纳入市政府民生实事项目。时任国家卫健委妇幼司宋莉司长在全国会议介绍，并在全国会议进行交流。项目入选健康中国行动 30 个典型经验案例，获得全国推介，并被健康报、中国人口报等主流媒体宣传报道。

2. 全方位提供诊疗服务　一方面，着力加强妇幼专科建设，建立专科、专病门诊近 20 个，拥有省市级重点学专科 32 个，名医工作室和特聘专家工作室 13 个。另一方面，从普通产科到有陪分娩及一体化产房，从新生儿的无陪住院到家庭化病房，从门诊的普通预约诊疗到一站式有陪就诊、可穿戴智慧服务，从各个角度提升服务能力，满足百姓不同层次的服务需求。

3. 全过程满足患者需求　着眼于预防、筛查、诊断、治疗、康复、养生及管理，针对每个疾病的不同时期和发展过程，总结出"防、筛、诊、治、康、养、管"7个字，以健康为中心，以管理为抓手，拓展业务链，把"保健与临床相结合"的妇幼方针落到实处，区别于综合医院，走出了一条妇幼业务的特色之路。

4. 全面提升服务内涵　围绕儿童友好，从建筑的色彩选用到外形的选择、饮水机防烫伤措施、门夹角防夹手及防碰撞设置、高低洗手台的配置以及符合不同年龄段儿童喜好的卡通画的选用等，避开了白灰冷的感觉，打造视觉触觉有温度的妇保院。注重流程再造，从就诊者进入院区大门开始，把患者体验放在第一位。文化引领是根本，全员落实待人接物从"心"开始，"以患者为中心"，崇尚带着情感去做事的氛围。人行道梯的全国医院唯一使用、"先医后付""床旁结算"的全市率先试点成功、"人母乳库"的公益应用等，锻造有人文的妇保院，让"有温度、有情感、有人文"在连云港市妇幼深耕。

进入新时代，要有新思想。立足新起点，连云港市妇幼正向着新目标，在建设符合"三全三有"的现代化妇保院的征程上阔步前进！

案例四： 硬软件齐抓同建，沪启合作，实现 跨越式发展

——江苏省启东市妇幼保健院建设发展经验介绍

　　启东市是由江苏省南通市代管的县级市，位于江苏省东南端，长江入海口北岸，濒海临江，三面环水，形似半岛，拥有国家一类开放口岸。境内气候温和，日照充足，资源丰富，素有"粮棉故里，东疆乐土"之美誉。启东市特色产业发展快速，形成了具有江海特色和启东魅力的产业品牌，是全国有影响力的"海洋经济之乡""建筑之乡""电动工具之乡""教育之乡""版画之乡""长寿之乡"等，并先后获国家科技进步示范县（市）、全国农村综合实力百强县（市）、国家卫生城市、全国休闲农业和乡村旅游示范县、国家知识产权强县工程示范县（区）、国家园林城市等荣誉。2022 年，启东市地区生产总值 1 391.14 亿元，全市人均地区生产总值 145 023 元，位列全国县域基本经济竞争力百强县市第 16 位，在 2022 年度全国综合实力百强县市中排名第 23 位。启东市人口总量总体稳定，2022 年末全市户籍总人口 107.79 万人，常住人口 95.7 万人，全年出生人口 3 576 人，出生率 3.32‰。

　　启东市发展重点方向之一是向南，即新城区。规划功能定位是集行政办公、商务会展、体育文教、商业金融、休闲娱乐、居住生活等多种功能于一体的综合性城市新区。众多居民受此吸引在新城区安家，对新城区医疗卫生设施提出新的要求。为此，启东市妇幼保健院（简称"启东市妇幼"）在新城区建设新院，填补了该空白。

　　启东市妇幼新院于 2019 年建成，2020 年 10 月 18 日正式投用，是南通市首家、江苏省内目前单体规模最大的县级妇幼保健院。在全省范围内，启东市妇幼率先完成县级妇幼保健机构"所转院"能力提升项目验收，并成为省级典范与样板。2021 年 1 月，启东市妇幼被纳入三级医院管理，是江苏省第一家被纳入三级管理的县级妇幼保健院，成为全国妇幼保健机构机制创新工作试点单位。

　　启东市妇幼新院位于启东市新城区汇龙镇金沙江路 2 号，总投资 10 亿

元，规划设置床位 500 张，其中第一期开设床位 300 张。根据国家卫健委《关于妇幼健康服务机构标准化建设与规范化管理的指导意见》，启东市妇幼以孕产保健部、妇女保健部、儿童保健部和计划生育技术服务部四大部建制为管理导向，形成"大专科、小综合"模式。其中，设置妇科、产科、儿科等 20 个临床专科，设置妇女保健科、孕产妇保健科、儿童保健科、计划生育指导科等 7 个保健科室，设置医学检验科、医学影像科、病理科等 10 个医技科室，设置党办、院办、医务、护理等 17 个职能科室。保健院共有员工 476 名，配备各种先进医疗设施，开展妇女儿童医疗、保健、康复等保健和临床业务。

新院建成投用后，启东市妇幼业务能力和服务水平稳步提升。2021 年 ~ 2023 年，门（急）诊服务量分别为 189 722 人次、226 897 人次、264 499 人次，住院服务量分别为 7 750 人次、7 594 人次、10 534 人次。考虑疫情因素影响，医院运营情况总体呈增长态势。近年来，启东市妇幼在国家三级妇幼保健机构绩效考核中成绩不断提高，2021 年、2022 年、2023 年分别为 B+、B++、A+，2023 年省考成绩名列全省三级妇幼保健院第 8 名。

此外，在 2020 年国家卫健委妇幼司开展的优秀建设项目案例评审中，启东市妇幼凭借在建筑规划布局方面的特色优势成功入选，获得广泛好评（图 4-1）。

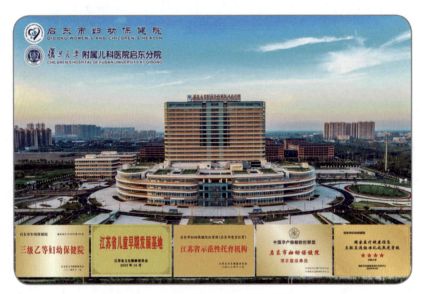

图 4-1　启东市妇幼保健院新院

一、乘"东风"，由所改院

2015 年以前，启东市仅有一所规模很小的妇幼保健所，位于启东市民胜南路公共卫生中心，是启东市唯一的妇女儿童专业保健机构，服务范围仅包括婚前保健服务、乳腺病专科、更年期专科、妇女病专科、产前检查、儿保科、儿童早期教育、口腔科等，不能满足启东市妇女儿童就医的不同需要。

就在这一时期，妇幼保健机构的公益性质和功能定位进一步明确，国家启动了全国妇幼保健机构全面建设投资，对妇幼保健机构设置也提出了新的要求。《卫生部贯彻 2011—2020 年中国妇女儿童发展纲要实施方案》要求，在省、市、县三级均设置 1 所政府举办、标准化的妇幼保健机构。江苏省也发布了相关政策。其中，省卫生厅"二规"实施方案要求县及县级市设置二级妇幼保健院，苏卫办社妇〔2014〕3 号文件要求常住人口大于 60 万的县（市、区）要设置二级妇幼保健院。此外，2015 年 10 月，第十八届中央委员会第五次全体会议审议通过《中共中央关于制定国民经济和社会发展第十三个五年规划的建议》，提出"全面实施一对夫妇可生育两个孩子政策"。生育需求进一步释放，妇幼健康服务面临新的机遇和挑战。

在系列政策的推动下，经市政府批准，原"启东市妇幼保健所"更名为"启东市妇幼保健院"，并加快建设，成为启东市医改先行先试的重要步骤。

二、政府主导，部门协同

2015 年，在南通市卫生计生委的关心和要求下，启东市妇幼保健院的建设正式提上了政府工作议程，由启东市时任副市长唐海兵牵头成立了启东市妇幼保健院筹建办公室，启东市城市投资经营中心（现称"启东城投集团有限公司"，简称"城投公司"）和市卫生计生委抽调相关人员，开始筹建相关工作。

2015 年 4 月 29 日，启东市人民政府市长办公会议（第 56 次）专题讨论了关于启东市妇幼保健院建设相关问题。会议明确了启东市妇幼保健院为政府开办的公立事业单位性质，指定启东市城投公司为建设单位，提出将启东市妇幼保健计划生育服务中心并入妇幼保健院，在启动市妇幼保健院增挂妇幼保健计划生育服务中心牌子。会议决定，在新城区原规划启东市第一人民医院建设用地的地址建设启东市妇幼保健院，暂时按二级妇幼保健院设置，在 5~10 年内发展成三级妇幼保健院，成为省内一流、国内知名、与启东经济发展相适应的，具有保健、医疗、教学、科研一体化的，以生殖保健为特色的妇幼保健医疗综合服务体。

妇幼保健院建设是一项系统工程，尤其是前期工作涉及部门较多，报批手续烦琐。市长办公会议要求，市相关部门要按照职责主动作为，开通手续办理的绿色通道，简化办事程序，减少办事环节，缩短办事时限，严格办事规范，确保年内开工建设。启东市卫生计生委作为行业主管部门，负责筹建的规划设计，协助城投公司完成开办前的各项手续，负责建成后的资质评定及升级、人员招聘及培训等行业管理工作。城投公司作为出资人，负责工程的建设资金筹措和施工建设管理。市发改委要确保项目优先立项。市住建局要认真做好建设项目的选址、项目红线、规划方案及施工图审查等有关工作。市国土局要确保项目用地相关手续的报批，并先予办理土地预审意见。市环保局要做好项目的环评报告及审核工作。汇龙镇要确保6月份启动项目用地拆迁工作，确保年底前能进场施工。市编办要及时落实机构审批手续，确保机构设置到位。市人社局要注重卫生人才尤其是高层次卫生人才的引进和培养，确保人才储备到位。市财政局要加快结算概算审批，协助做好资金筹措及融资工作。系列支持为项目顺利推进提供了坚实保障。

2015年10月，经前期调研、招标，确定了项目设计单位，正式开始进行规划设计。期间，由妇计中心主任丁逯带队，组织城投公司前期部、卫生计生委基建办、妇计中心相关人员，对湖南省长沙县和浏阳市妇幼保健院、深圳港大医院、广州妇女儿童医院等全国建设较好的单位进行调研学习，吸取先进经验。

2016年下半年，启东市城投公司牵头完成了建筑设计、施工招标、三通一平等，并完成建筑桩基。2017年3月，取得施工许可证，举行了开工仪式，正式破土动工。经过紧张施工，新院于2017年底完成建筑封顶，2018年4月完成四大部建设施工图调整，2019年上半年内装施工基本完成，开始进入设备安装调试及收尾阶段。期间，市领导多次亲临施工现场，调研指导，确保项目安全、顺利推进（图4-2~图4-4）。

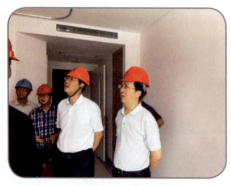

图4-2　时任副市长唐海兵现场调研

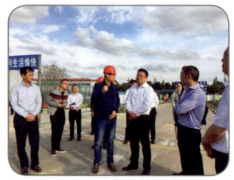

图4-3　时任市委书记王晓斌亲临现场指挥

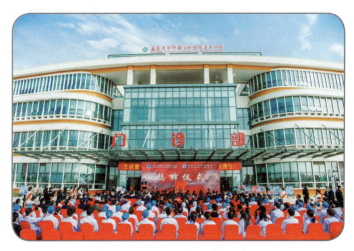

图 4-4　启东市妇幼新院揭牌仪式

三、精心设计，科学布局

启东市妇幼的规划设计，融合各家所长，建筑整体采用圆形布局，象征着初升的太阳，孕育着生命的诞生。院区总用地 151 亩，总建筑面积 94 908 平方米，其中地上 77 835 平方米，地下 17 073 平方米，包括门诊医技病房综合楼、办公及专家公寓楼、设备用房三部分，功能主要包含门诊、医技、病房、后勤、车库等，院区内留有充足用地，可供远期院区发展的需要。其中病房楼地上 17 层，地下 1 层，建筑结构高度 69.6 米，门诊医技综合楼地上 4 层，地下 1 层，建筑结构高度 18.9 米（图 4-5）。

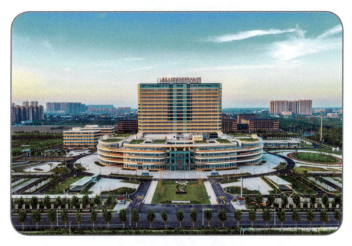

图 4-5　启东市妇幼新院

　　启东市妇幼的规划设计，遵循"灵活有序"的总体原则。在对项目用地进行分析后，设计师确定了保健医疗功能布局。项目用地的中部大地块用于建设门诊医技病房综合楼，布局紧凑且保健医疗功能明确，内外部各类人员流线便捷有序。东北、西北两个小地块则分别用于建设办公用房及专家公寓、设备机房。其余地块作为预留发展用地灵活使用，可根据妇保院发展需要，最终形成完备的院区建设。

　　门诊医技病房综合楼主楼 17 层，裙房 4 层。1~4 层分别设置孕产保健部、妇女保健部、儿童保健部、计划生育服务部及医技区，4 层以上为病房区。其中，"四大部"位于裙房北侧，病房区在南侧，各区域通过倒 T 型医疗街连接。各部分既相对独立，又相互贯通融合，在紧凑的布局内就医流线清晰有序，位于中部的医技区全院共享，使诊疗效率最大化。此外，保健院在设计中根据服务群体的生理心理发展特点，从妇女儿童的视角出发，营造出安全舒适的环境，拉近医患距离，缓解就诊时的恐惧心理，降低家属们的焦虑情绪。

　　启东市妇幼始终将"绿色医院""生态医院"的理念贯穿于整个规划设计过程，生态和绿色意味着对环境的尊重和充分利用，以及与环境的和谐共生。在大环境以及院区内部的小环境塑造中，建筑师力争使整个建筑群与自然环境和谐相处，进一步提升了院区的环境质量和服务能力。在规划设计中，通过开设天井等手段，最大限度地获取自然光，确保室内获得充足的自然通风和采光，营造建筑内部舒适的小环境。就诊者在院内可以看到绿树蓝天，呼吸新鲜空气，激发其对生命的渴望和战胜病痛的意志，从而达到积极配合治疗的目的。同时，常年工作于此的医护人员也能身心舒畅，保持较高的工作效率。此外，医院还在门诊医技综合楼四层设置了屋顶花园，改善了顶层室内环境，为患者和医护人员提供了更丰富的活动场所，也使整个院区的景观环境更加立体和丰富。

　　保健院进行整体环境的儿童友好设计，如儿童视角的墙壁卡通动物图案装饰、森林小鸟自然景观设计等，还包括特殊的儿童友好场景的构建。以儿童早期发展中心为例，中心为 0~6 岁儿童早期发展提供综合的儿童康复保健服务，整体设计以海洋蓝、米黄为主基调。其中物理治疗室以海洋世界为主题，墙面绘制了三十余款海洋生物及水生植物，既为儿童在训练时增加了趣味，又提高其认知能力。多感官治疗室、大运动治疗室、精细运动治疗室及感统训练室、早期干预室及亲子活动室、游戏治疗室等则通过现代技术和先进设施的建造，促进儿童主动探索环境，增加感官刺激及行为互动，培养其在日常生活技能及课程学习方面的动机、技巧及表现。在儿科二病区的 VIP 病室，打造了一间"静之海洋"为主题的爱心小屋，在营造温馨、童趣住院环境的同时，将治疗、人文、游戏相结合，为住院患儿提供游戏治疗、艺术表达等主题服务，给病患儿童一个充满爱的环境，拉近了医院与患儿之间的距离，提高了患儿就医的依从性（图4-6，图4-7）。

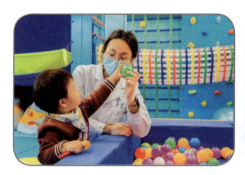
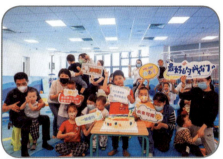

图 4-6　儿童早期发展中心

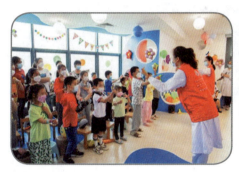
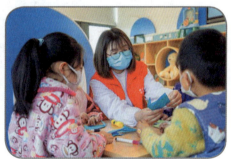

图 4-7　爱心小屋

四、沪启合作，扬帆起航

启东市卫健委秉持高质量发展理念，为使由所改院的启东市妇幼业务水平真正达到市级水平，在抓高质量硬件设施基本建设的同时，抓重点业务专科建设。一方面整合了启东市人民医院、启东市中医院、启东市第三人民医院妇产科和儿科力量，提升服务能力，为开院做准备。另一方面与复旦大学上海医学院、复旦大学附属儿科医院等单位积极开展合作，谋划跨越式高质量发展。2019 年 10 月 16 日，启东市卫健委与复旦大学附属儿科医院签订合作协议，双方制定了五年发展规划，共同谋划建立紧密型合作关系，不断健全完善儿科医疗服务体系，建立儿科医疗工作长效管理机制，更好地满足人民群众对优质儿科医疗服务的需求。

2020 年 10 月 18 日，启东市妇幼保健院正式开业，由复旦儿科总部进行同质化管理，逐步实现品牌、技术、管理"三平移"。做到统一的质量安全管理要求、统一的服务模式、统一的学科发展规划、统一的信息共享系统"四统一"。借助总院国家儿童医学中心的技术优势和辐射影响力，强力推进医院发展（图 4-8）。

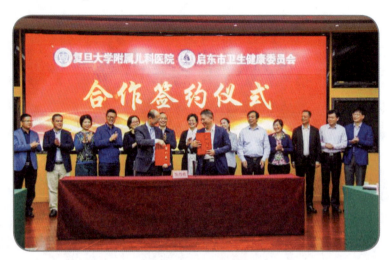

图 4-8　合作签约仪式

自开院以来，启东市妇幼秉持"一切为了妇幼健康"的服务宗旨，以"建树基层妇幼保健典范，呵护妇幼全人全程健康"为使命，坚持"技术立院、文化塑院、人才强院、科教兴院"的办院理念，集"防、医、教、研、管"为一体，坚持"保健与临床相结合，面向群体、面向基层和预防为主"的工作方针，开展了一系列的创新实践。

1. 强化专科建设，提升保健医疗水平。在复旦总院的指导下，开设儿童消化、儿童呼吸、儿童内分泌、新生儿科、小儿外科、NICU 等儿科亚专科，积极建设新生儿疾病筛查中心、儿童哮喘标准化门诊、儿童过敏性疾病诊疗中心。与上海红房子医院合作，妇科建立了宫颈、内分泌、肿瘤、盆底门诊等，通过远程技术协作，提高了宫颈癌的筛查率。与复旦大学附属肿瘤医院合作打造甲乳外科品牌。目前妇科和儿科成功创建南通市级重点专科，儿科已申报南通市级重点学科。新生儿科和产科分别是启东新生儿危急重症救治中心和孕产妇危急重症救治中心，救治成功率分别达到 98% 以上和 100%。积极引进复旦大学附属儿科医院、妇产科医院、华山医院等大三甲医院专家团队来院定期坐诊、培训、教学查房及科室管理，目前共设立 12 个名医工作室及 2 个专家团队。

2. 注重教研发展，逐步推进同质化管理。按照与总院的同质化运行管理机制，总院专家在坐诊与业务培训的基础上拓展了教研职能，促进医教研协调发展，教研工作不断得到新突破。成功举办了三届科技节、两届"长三角基层妇幼发展论坛"，10 个南通市级继续教育培训班。在总院的影响下，邀请到多位知名专家培训授课，不断拓宽科研平台。启东市妇幼 2022 年成为南通大学杏林学院教学医院，双方将优势互补，合力培养更多优秀的应用型医学人才，最终实现双赢、共同发展。

3. 创新服务机制，提升优质服务内涵。优化服务流程，全面推进"先诊疗后付费"项目建设，充分利用就医信用体系，深化落实"患者最多跑一次"的理念，改善用户就医体验，提高移动支付等指数，50% 以上患者已受惠于此项目，使用率在全市持续保持第一。优化医保公共服务流程，专设医保服务站，通过后台服务前置，提供更便捷的医保服务。在总院的指导下开展 5G 疑难危重新生儿急救转诊项目；进一步开展"云上妇幼"服务能力建设，利用"互联网＋"和"5G 技术"，构建更高效便捷的 5G 移动远程医疗系统，实现远程影像、远程会诊，推动优质医疗资源重心下沉。开展诊前服务，让家长带儿童在首次候诊的同时可以自愿选择完成常规检验检查，不断探索线上流程，缩短患儿就医时间，减少无效等待。践行人文关怀，实施"关注患者就医体验"三年行动计划，共开展 10 个项目，加强医患沟通，提升满意率。启用启东市慈善总会儿童关爱基金，基金规模 100 万元，专门用于残疾儿童康复设施设备的更新完善及困难康复儿童的救助。启动启东市红十字会"小星星"关爱基金，为全市各类困难家庭中发育迟缓、孤独症、脑瘫、白血病等重症患儿的治疗与康复提供支持。不断创新服务项目，保健院儿童早期发展中心已成为智力康复服务、孤独症康复服务和肢体（脑瘫）市残联定点儿童康复服务机构，获评省级儿童早期发展基地；成立启东市首家，也是唯一一家医疗级产后母婴康复中心，提供"一站式"专业服务；建立全市首家公建民营托育园，面向社会提供全日制幼儿托管服务；推进"五个一体化"（一体化婚孕检服务、一体化孕产康服务、一体化儿保医服务、一体化妇保医服务、一体化全周期服务）特色服务，满足群众的就医需求。

4. 创新管理机制，提升精细化管理水平。以启东市妇幼为龙头单位，以市人民医院、中医院，以及全市各镇（中心）卫生院为业务纽带，建立具有医联体性质的启东市妇幼健康专科联盟，深入基层开展调研和技术指导，在业务培训、双向转诊等方面开展一系列的有力举措，有效推进优质医疗资源向基层延伸，提升妇幼健康管理和服务水平。完善保健与临床的轮岗制度和相互转介制度，加强相互转介考核，医务人员临床与保健相结合的服务理念明显提升，逐渐形成关爱健康和提供全过程医疗保健服务的医院融合文化。建立孕产妇、新生儿、妇女医疗保健团队，强化院前孕期保健、院内产科诊疗、院内外产后康复、新生儿科与儿童保健科、产科与产后康复中心等服务链的无缝衔接，不断提升孕前保健、孕产期保健、产后保健等保健专科服务能力和水平，实现专科精细化、诊疗团队人性化、服务人性化。

在注重创新实践的同时，启东市妇幼脚踏实地做好日常管理，全面加强质控，提高服务质量。同时，按照上级要求，做实做细辖区保健，不断提升辖区内妇幼健康水平。

奋楫扬帆，行稳致远。让启东人民在家门口就能享受到优质医疗服务，是启东市妇幼持续努力的目标。而今，这家快速发展的县级妇幼保健院正走在打造自身医疗服务品牌、实现高质量可持续发展的路上。

标准化建设开启高质量发展"蝶变之路"

——湖南省长沙县妇幼保健院建设发展实践

妇女儿童健康事业的高质量发展是一座城市软实力的生动体现，更是推动城市软实力提升的重要力量。长沙县自古就有"三湘首邑、荆楚重镇"之美誉。今天，142.75 万人民幸福地生活在 1 756 平方千米的广袤大地上。长沙县下辖 18 个镇（街道），是闻名全国的"中西部第一县"，连续 17 年蝉联中国最具幸福感城市（县级），2024 年位居中国发展潜力百强县榜首，位居全国百强县投资潜力第 3、县域经济和社会综合发展第 4、绿色发展第 4、综合实力第 5、科技创新第 5、工业发展第 8、新型智慧城市第 8，长沙经开区位列先进制造业百强园区第 30 位，成为首批国家级专利导航服务基地。在这方积淀了深厚历史和文明的热土上，有这样一家妇幼保健院，她着眼于妇女儿童全生命周期的健康需求，通过基于标准化建设和规范化管理的"大部制"改革，以满足群众需求为出发点，深入贯彻"全生命周期"服务理念，开启妇幼健康高质量发展"蝶变之路"。

湖南省长沙县妇幼保健院（简称"长沙县妇幼"）建于 1960 年，1992 年由站改所，2001 年由所改院，2017 年 6 月整体迁入新址（开元东路 298 号）。新院区总占地面积 111 亩，一期总建筑面积 58 096 平方米，编制床位 499 张。2017 年跻身全国县级妇幼保健院综合排名百强，2023 年成为全省首家县域三级甲等妇幼保健院。长沙县妇幼保健院先后荣获"国家级巾帼文明岗""全国改善医疗服务示范医院""湖南省巾帼文明岗""湖南省省级母婴安全优质服务单位""湖南省 PAC 公益项目先进集体""长沙市先进基层党组织""创先争优先进单位""长沙市三八红旗集体""市医改工作优秀公立医院"等荣誉称号。同时，在全国 395 家三级妇幼保健机构新媒体科普作品影响力排名中位居前茅。

一、强基础,标准化建设筑牢基石

(一)民生立县,妇幼先行,高起点推进妇幼健康事业发展

回顾历史,长沙县妇幼保健院的老院区,空间狭小,业务用房捉襟见肘,面积狭窄,床位紧张,诊室稀缺……仅有的175张床位难以满足日益增长的需求。门诊儿保科在2015年以前,只有一间诊室在苦苦支撑,产房和手术室的卫生状况也令人担忧,加上老旧的电器设备带来的消防安全隐患,使得这里成为了公安部挂牌督导整改的单位之一(图5-1)。

幸运的是,长沙县委、县政府一直将社会民生事业视为重中之重。在连续几任妇幼保健院领导的积极申请下,终于在开元东路获批了110亩土地,用于新妇幼保健院的建设。新院于2011年9月立项,经过近三年的筹备,于2014年4月破土动工,在无数建设者的辛勤付出下,于2017年6月1日正式投入使用(图5-2)。

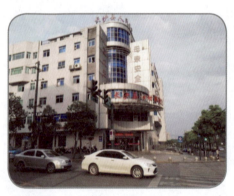
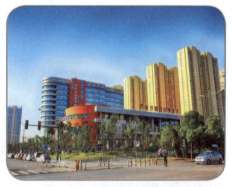

图5-1　老院区　　　　　　　　图5-2　建设落成的新院区

新院占地60亩,主体建筑高达12层,另有地下2层,总建筑面积达到5.8万平方米。院内配备了456个停车位,一跃成为当时中南地区规模最大、设施最全、标准最高的县级妇幼保健医院。政府全额投资的4亿元,不仅用于了基础设施建设,还确保了所有医疗设备和设施的全面更新。这一揽子工程的实施,真正实现了医护人员和患者们梦寐以求的"拎包入住"愿景。

这个项目的成功,离不开每一位建设者的全力以赴和攻坚克难。面对设计周期长、创新点多、施工难度大等诸多挑战,他们始终坚守岗位,尽职尽责。特别是项目后期的快速推进,更是得益于县委、县政府的高瞻远瞩。他们将这个项目提升到了"民生立县,妇幼先行"的战略高度,通过强化制度、经费和人才保障,奏响了妇幼健康事业发展的最强音(图5-3)。

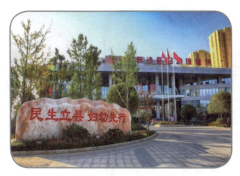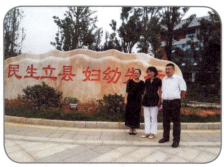

图 5-3　长沙县妇幼保健院门口的文化石上"民生立县、妇幼先行"

（二）以人为本，锐意开拓，高标准规划项目建设全新理念

由于 2014 年 4 月开工建设之时，国家卫生计生委《关于妇幼健康服务机构标准化建设与规范化管理的指导意见》（国卫妇幼发〔2015〕54 号）、《关于印发各级妇幼健康服务机构业务部门设置指南的通知》（国卫妇幼发〔2015〕59 号）文件还未出台，因此在项目前期，团队不可避免地走了一些弯路。

在项目的规划设计初期，建设规模存在争议。为了确立正确方向，时任长沙县妇幼党委书记黄宇作为建设管理者，亲自带着设计图纸前往北京、上海和广州等地，寻求专家的指导和论证。经过诸多努力，最终确立了"适当超前、实事求是、科学测算、一步规划、分步建设"的原则，并采纳了"生态、绿色、节能、以人为本"的建设理念。

现如今，这座建筑不仅外观端庄大气，还融入了生动活泼的元素，非常贴合妇女儿童的心理需求。值得一提的是，项目建设中运用了地源热泵、太阳能光伏发电、雨水回收等先进的绿色环保节能技术，成功获得了绿色建筑二星级认证。此外，该项目还荣获了湖南省工程质量最高奖"芙蓉奖"和全国建筑行业工程质量的最高荣誉"鲁班奖"（图 5-4）。

时隔多年回顾起当时的情景，黄宇还感慨颇多：妇幼保健院建设协调是项复杂的系统性工程，从顶层决策谋划到选址筹资，从精细设计到投标开建，从总体部署到各子项目的协调，都有着不同于其他项目建设的显著特点，从艰巨的前期工作到规划设计的反复修改提升，从项目指挥部到建设工地，从土建施工到二次装修再到医疗设备采购安装，都有着其他项目建设协调中难以比拟的复杂性和特殊性，整个建设过程凝聚了几届领导"以人为本、民生先行"的果敢决策和魄力，凝聚了各级领导和专家的精心指导和鼎力支持，凝聚了广大建设者的智慧和汗水。

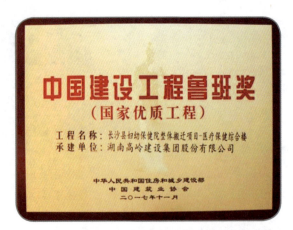

图5-4　长沙县妇幼保健院整体搬迁项目获鲁班奖

（三）深悟政策，逆境领航，高站位确立妇幼健康发展方向

2015年底，恰逢国家卫生计生委《关于妇幼健康服务机构标准化建设与规范化管理的指导意见》（国卫妇幼发〔2015〕54号）、《关于印发各级妇幼健康服务机构业务部门设置指南的通知》（国卫妇幼发〔2015〕59号）出台，为妇幼保健院推行大部制改革，进行标准化建设和规范化管理提供了政策依据，也为长沙县妇幼保健院业务流程设计指明了方向。

这不仅是一个机遇，更是一个挑战。时任院长夏宇和其他领导班子成员深知这两项政策对于妇幼保健院的重要性。经多方考察学习后，明确了"保健和临床相结合"的办院方针和"大部制"的发展思路。改革之路并非一帆风顺。新院的基建工作刚刚起步，原有的设计流程已无法满足新的发展需求。夏宇认为坚持正确发展方向要从新院基建开始抓起，于是组织院班子、科室、专家对新院的流程设计进行重新论证，几乎是推翻了原流程设计，出台了大部制建设方案，并立即向县政府领导申请变更设计。项目调度会同意变更申请后，保健院聘请专业咨询公司进行大部制流程及效果图设计，并赶在墙体未砌筑之前设计出施工图，为大部制建设打下坚实的基础。

新的方案得到了县政府的支持，但实施过程却充满了挑战。因项目建设中参建单位多达36家，沟通协调困难重重。夏宇带领全院干部职工坚持以问题为导向，逐一制定解决方案。经过前期的努力，项目在后期的推进非常迅速，停工数月的项目如期建设完成，准备迎接它的新主人。

（四）模拟流程，演练优化，高效率确保整体搬迁顺利进行

长沙县妇幼保健院新院于2017年正式建成投用，但搬迁工作绝非易事，尤其是没有现成经验可借鉴的情况下。面对时间紧迫、任务繁重的挑战，院领导班子和全体员工以"斩钉截铁"的决心，以不畏艰险、攻坚克难的勇气，以必胜的信心和强有力的举措，夜以继日，艰苦奋斗，提前顺利完成整体搬迁。在这个过程中，夏宇亲自带队，无数次穿梭于新院区的各个楼层之间进行流程演练。全院员工积极参与，通常是在老院区忙完日常工作后，聚集到新院，你演患者，我演医生，模拟真实就诊过程，新院常常深夜仍是灯火通明（图5-5）。

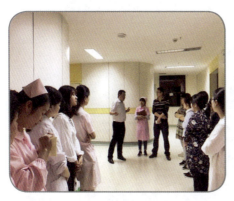 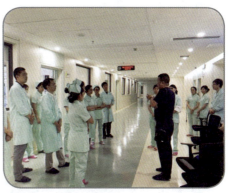

图5-5　搬迁前，夏宇院长带领职工在新院区模拟流程

通过一遍又一遍地反复模拟，新院就诊流程、就诊效率大大优化，有效减少了患者等待时间和就诊路径，投入使用之初，就赢得了群众的广泛赞誉，同时也因良好的口碑吸引了一大波流量。新院的平稳运行，用实际行动向政府和群众交了一份满意的答卷。

（五）分区诊疗，一站服务，高品质助力妇幼健康质量提升

长沙县妇幼新院以"大部制"理念为基础，空间设计紧紧围绕着业务流程需求，为患者提供最便捷、最舒适的医疗服务。

新院设计处处彰显人性化。在孕妇、儿童、妇女等每个就诊区域，从挂号、缴费、就诊、检验、检查（B超、心电图）、结果查询打印和治疗等项目完善"一站式"服务设备设施，有效地提高人机功效，在方便快捷、环保节能的同时，大大缩短了患者的就诊路径，保证了患者的隐私安全。

市民李女士感慨地说："以前带孩子看病，总是要在医院里跑上跑下，现在好了，一个区域就能完成全部诊疗，真是太方便了！"

新院的设计不仅注重功能性，更考虑到了患者的心理感受。大到楼层设置，小到色调装饰，无不彰显"一切以患者为中心"的服务理念。依据病情不同，保健院分别设了不同的诊疗区域，患者进入大门后，由专门的导诊人员进行分流。疾病区域与保健区域相对隔离，最大限度降低院感的发生（图5-6~图5-9）。

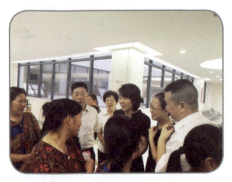

图 5-6　2017 年 9 月时任妇幼司
副司长宋莉来院指导

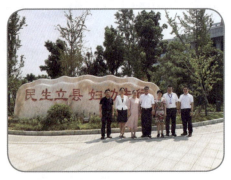

图 5-7　2018 年 9 月时任妇幼司
司长秦耕来院指导

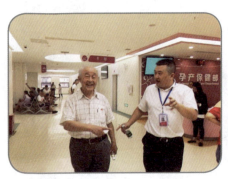

图 5-8　王禄生所长来院指导

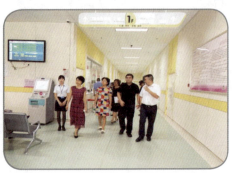

图 5-9　王亮处长、朱兆芳主任来院指导

二、建体系，创新改革激发内生动力

（一）坚定大部制发展定位，明确改革方向

在改革之前，长沙县妇幼保健院和许多同类机构一样，按照综合医院的发展方向定位，优先发展临床，群体保健被忽视，保健与临床之间存在明显的分离。这样的发展定位，使得妇幼保健院的医疗业务难以与大型综合医院竞争。同时，保健业务优势不突出，三大特色业务分散在不同的科室，业务交叉，服务流程存在梗阻，不仅增加了保健医疗的成本，也给群众就医带来了诸多不便。

院领导班子深知，妇幼保健院与综合医院相比，应该有更加鲜明的特色。从备孕期的优生优育指导，到孕期的细致保健，再到产后的康养服务，以及儿童的保健与康复，妇幼保健院应该贯穿妇女儿童的全生命周期，提供全方位的呵护。

将"长沙县妇幼保健院能照顾好我们全家健康"的理念深植于每一个服务对象的心中，这是长沙县妇幼的愿景。为了实现这一愿景，院长夏宇带领团队进行了一系列的改革,包括重新定位保健院的发展方向、强化保健与临床的结合、优化服务流程,提升内部管理效率等。这些努力不仅让保健院的医疗业务更具竞争力,也使其保健业务特色鲜明,真正实现了对妇女儿童全生命周期守护。

（二）强化大部制思想统一,清除改革阻力

改革之初,长沙县妇幼面对的是一片疑云和不解。大部制改革,对于许多员工来说,是一个陌生而遥远的概念。他们习惯了旧有的工作模式,对未知的改变抱有疑虑和恐惧。

院长夏宇认为,要让改革顺利进行,首先需要做的是统一全院职工的思想。于是,夏宇亲自带领团队赴天津、上海、昆明、江门等地与各地的妇幼保健院深入交流,吸收各地的先进理念和服务模式,了解他们在大部制改革中的得与失。回到保健院,夏宇让出去学习的人员将所见所闻、所学所感分享给全院职工,并开展演讲比赛,用生动的语言和真实的案例,讲述大部制改革的必要性和可行性。此外,为了让全院职工理解大部制的服务理念,夏宇经常亲自在院内做培训。其中,2016 年 6 月的一个炎热下午,夏宇站在全院职工面前,进行了一场历时 4 小时的培训。他更表示:"只要三个人在场,我必做大部制培训工作。"

通过反复的学习培训,大部制的服务理念逐渐被大部分员工理解并接受。他们开始期待改革的到来,期待在新的制度下,为妇女儿童提供更全面、更优质的服务。长沙县妇幼领导团队和全院职工,用他们的智慧和行动迎接这一场改革,为之后大部制的顺利推进奠定了坚实的基础（图 5-10）。

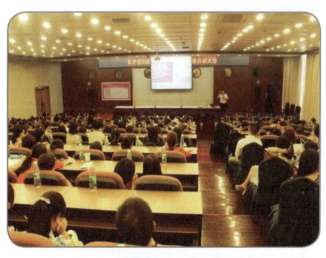

图 5-10　夏宇院长亲自做大部制培训

（三）实施大部制调整设置，优化改革机制

全员发展思路清晰后，长沙县妇幼逐步对保健、临床科室进行优化整合，按照保健和临床的功能定位，将妇、产、儿三大块所有相关科室进行重组排列，并决定成立三大部门——孕产保健部、妇女保健和计划生育技术服务部、儿童保健部，每个大部再管辖若干科室，实行部长负责制。改革之初，为减少阻力，部长直接由院领导兼任，由此，部内保健和临床人员得到了统一管理，任务可以统一部署，绩效也可以统一分配。副部长具体负责部内事务管理，协调各部间的关系，确保大保健方向。专业技术人员在部内轮岗，保健人员懂临床，临床人员知保健，促使保健更好地服务于临床，同时临床为保健提供保障。

这种融合带来的好处很快就显现了出来。以妇女保健部为例，该大部成立后，牵头负责全县妇女病两癌筛查工作，人员统一管理，设备统一调度，筛查、诊断、治疗等在一个部门即可实现无缝隙优质服务，彻底解决了以前由妇保科、群保科、妇科等科室多头管理、职责不明确、流程欠合理，人员调配不畅的问题（图5-11）。

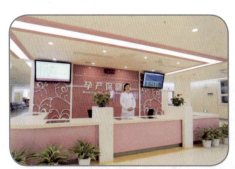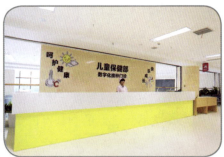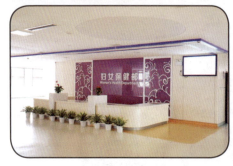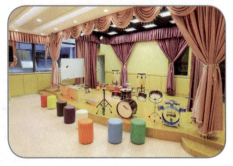

图5-11 大部制建设下的孕产保健部、儿童保健部、妇女保健和计划生育技术服务部

（四）形成大树形学科结构，增强改革动力

学科建设是医院的灵魂。随着三大部的成立，一场深刻的学科建设革

命在长沙县妇幼保健院悄然开展。这场革命，将孕产保健、儿童保健和妇女保健这三大枝干，按照各自的学科特点进行分类组合，形成一棵枝繁叶茂的"学科树"。

在这棵"学科树"上，孕产保健部如同粗壮的树干，支撑着婚前、孕前保健、孕期保健、孕产保健科、营养咨询、遗传咨询筛查、产后保健等繁茂的枝叶。这些二级专科如同一片片绿叶，为树干提供着源源不断的养分。儿童保健部则像是一根根茁壮的树枝，向下延伸出儿童群体保健专科、高危儿管理门诊、儿童营养与喂养门诊、儿童生长发育门诊、儿童心理卫生门诊、五官保健门诊等众多专科。这些专科如同树枝上的果实，为孩子们的健康保驾护航。妇女保健部则像是一根根向外伸展的树枝，将妇科、乳腺科、生殖健康科等紧密联系在一起。基本妇科、乳腺保健专科、计划生育指导专科、计划生育技术服务科、妇女保健科等众多二级专科在这棵大树上绽放出独特的光彩。

大部制改革如同春雨般滋润着这棵"学科树"，让长沙县妇幼保健院的业务从原本的散乱无序变得结构清晰，临床与保健工作在这棵"学科树"的滋养下得到了双促进双提高。妇幼健康服务质量和群众满意度也大大提升。

（五）加强大部制人才建设，助推改革进程

功以才成，业由才广。长沙县妇幼保健院大部制改革的背后也离不开人才的支撑。自 2016 年起，长沙县妇幼就开始积极进行人才储备，为即将到来的整体搬迁和大部制改革做准备。在县委、县政府、县委组织部和县卫健局的大力支持下，保健院近年来成功引进了 79 名中高级专业技术人才和近 500 名成熟型人才。这些人才的加入，为保健院注入了新的活力，他们迅速成为各学科的带头人，引领着学科实现"从无到有""从有到精"的跨越式发展。

2023 年，长沙县委、县政府再次刷新卫健人才引进政策，提供更加优厚的待遇，为妇幼保健院的高级人才梯队注入了更多新鲜血液。优秀人才的加入，不仅促进了学科的发展，还实现了部分高级别手术的"零突破"，让老百姓在县内就能享受到高质量的医疗服务。

为了持续提升人才服务水平，妇幼保健院为引进的高层次人才搭建事业发展的平台，以营造一个用温情留人、用事业留人、用待遇留人的良好氛围，致力于让每一位员工都能感受到家的温暖和事业的成就感。

同时，保健院进一步完善了人才激励机制，并严格进行考评管理。在评先评优、绩效分配和外出进修等方面，全部采用实名投票的方式，以确保公平公正，避免个人偏见。科室负责人通过竞聘上岗的方式选拔，保健院坚持"用人不疑，疑人不用"的原则，以及"用制度管人，流程管事"的管理理念，确保各项工作的顺利进行。在产科方面，保健院还组建了科研小组，组织人员进行科研技能的培训与学习,为未来的科研成果输出打下坚实的基础。系列举措极大地强化了保健院的人才队伍建设,为保健院持续发展注入了强大的动力。

值得一提的是,长沙县妇幼保健院创新打造出的具有自身特色的"大部制"管理模式和全生命周期服务模式,得到国家妇幼司、省卫健委充分肯定,成为了全国"大部制"建设规范、改革成功的推荐单位。全国妇幼保健规划设计与流程布局培训班近五年在长沙县举办了 10 期,接待全国各地市县级妇幼保健机构参观 700 余批次,7 500 余人次(图 5-12)。

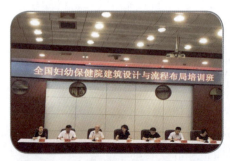
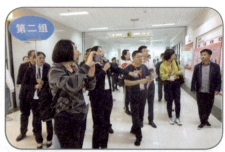
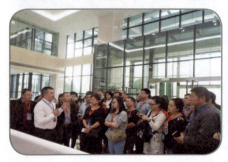
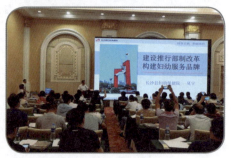

图 5-12　全国妇幼保健院设计与流程培训班在长沙县举办

三、优服务,精细管理增效赋能

(一)持"等级评审"之钥,提升软实力

整体搬迁新院后,长沙县妇幼保健院迎来了前所未有的机遇与挑战。床位的增加、科室发展空间的提升,都为保健院带来了新的生命力。身处百强县的新建医疗机构,不仅得到了当地政府的大力支持,还赶上了国家对县级妇幼保健院和妇女儿童健康事业的重视,以及二孩政策的放开,这一切都是保健院发展的助推器。然而,挑战也随之而来。新院址位于省会长沙市,周边优势医疗资源众多,如何在"大树底下长出自己的草"成为了摆在长沙县妇幼面前的一大难题。同时,公立医院改革的各项政策也给保健院带来了不小的压力。

面对挑战，长沙县妇幼选择以创新为突破口。在行动上，以问题为导向，将医改任务、考核指标、党建工作与业务紧密结合，推动体系创新、技术创新、模式创新和管理创新。在院领导班子的带领下，全院上下形成了优化管理和实行创新的良好氛围。

长沙县妇幼非常重视保健院的内涵建设，院领导班子带领全院职工"以创促改，以评促建"。经过几年的努力，保健院在 2019 年完成了新标准的二甲复审，2020 年成功升级为三级妇幼保健院。2023 年，保健院锚定了争创三级甲等妇幼保健院的目标。为了实现这个目标，院领导班子走基层、找问题，不断完善制度。院党委对创建标准的 566 个条款进行逐一分解，各支部则对照标准列出问题、措施、责任和时间清单，逐一解决并销号。对于短期无法解决的问题，长沙县妇幼制定了长远规划。同时，对落实不力、作风不实的问题进行通报批评。

经过全院职工的共同努力，长沙县妇幼于 2023 年 9 月成功跻身三甲行列，成为湖南省首家县级三级甲等妇幼保健院。在这个过程中，保健院门（急）诊人次从 2015 年的 20 多万增长到 2021 年的过百万，增长了 330%。在增量显著的同时，医疗质量和医疗安全也得到了有效保障，服务质量明显提升。公立医院改革指标全面达标，2023 年保健院危重孕产妇及新生儿抢救成功率均达到了 100%，为全县妇女儿童的健康提供了坚实的保障，也让老百姓在长沙县就医时有了更多的获得感和幸福感（图 5-13）。

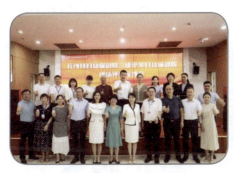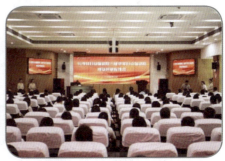

图 5-13 三甲评审现场反馈会

（二）借"智慧建设"之风，延伸特色链

长沙县妇幼保健院自 2016 年起，开始加快智慧建设的步伐，这在一定程度上受到时任院长夏宇的影响。他曾担任过县信息中心主任，因此深知数据的重要性。

为客观分析保健院运行情况，为管理决策提供依据，长沙县妇幼打造了县级妇女儿童健康大数据平台,并通过该平台强化了妇幼健康数据的采集、存储与应用,打通了数据资源的共享通道,实现了人、财、事、物的无缝对接与一体化管理。同时,自主开发两癌筛查、孕产妇管理等应用软件,上线微信公众号、自助服务,成立远程会诊中心,提供线上预约、自助缴费、健康咨询等一站式服务,大幅提高了工作效率和服务质量。此外,诊间支付、检查检验结果互认与推送、异地就医结算等信息化便民服务,也让服务对象感受到了前所未有的便捷。数据,在这里不仅仅是冰冷的数字,更是连接保健院与患者的桥梁,是打通服务"最后一公里"的关键。

随着时间的推移,长沙县妇幼保健院的管理成效在数据的映射下愈发显著。妇幼健康水平的提升和服务体系的完善,让百姓对这家保健院的信任与日俱增。据统计,辖区内高达 95% 的孕妇选择在这里分娩。"生孩子选长沙县妇幼保健院"已成为当地人的共识,保健院的口碑和美誉度也随之攀升(图 5-14)。

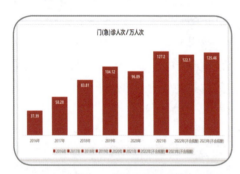
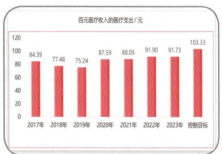
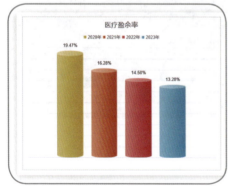
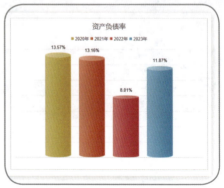

图 5-14 长沙县妇幼近年来门(急)诊服务人次增长情况及运营指标

(三)掌"绩效考核"之舵,激发新动能

在长沙县妇幼保健院,绩效考核不仅仅是一种管理工具,更是一根激活全院人员工作热情和创新力的"魔法棒"。长沙县妇幼领导班子深知，与省市级医院相比，县级妇幼保健院在人才招聘上更具挑战性，而招进来的人才如何留得住、用得好，更是考验管理者的智慧。

为了防止机构臃肿、人浮于事，长沙县妇幼推行了扁平化管理，严格控制行政职能科室人员数量。在长沙县妇幼，"增人不增奖，减员不减奖"的绩效分配原则被严格执行，全院岗位设置灵活多变，能兼职不专职，能专职不全职，确保人力成本得到有效管控。

近七年来，长沙县妇幼通过内培外引招聘了近700人。有效的绩效管理体系让来自不同医院、背景各异的员工在进入长沙县妇幼后快速融入，而且工作积极性高涨，执行力极强。

长沙县妇幼保健院每月都会对全员进行岗位目标责任管理考核，并将考核结果进行通报。考核内容涵盖工作效率、医疗质量、临床与保健的结合、专科建设发展、服务态度、医德医风、环境卫生等方方面面。考核结果与绩效工资紧密挂钩，从而充分调动各部门的工作积极性。

更值得一提的是，通过绩效考核方案的引导，全院人员开始从关注单一业务问题转变到关注整体业务结构上来，从而进一步降低了药占比和次均费用，滥检查、大处方得到了有效控制，抗生素滥用也得到了遏制。绩效考核的"指挥棒"作用在这里得到了淋漓尽致的体现。

（四）依"人文建设"之光，擦亮新名片

"服务群众要想得细，不能让群众不满意；医院管理要管得细，不能让工作出问题。"这是长沙县妇幼对全体干部职工的要求。

在管理目标上，既考虑目前的业务开展，也考虑未来的发展方向，同时兼顾职工的利益，这一点在长沙县妇幼得到了践行。长沙县妇幼保健院行政职能科室每个月要为临床解决一到两个问题，以避免冗员或队伍懒散，倒逼管理能力的提升。为此，行政科室经常下科室开展调研，梳理临床科室发展中存在的突出问题以及群众反映强烈的急难愁盼问题，并第一时间提出解决方案。

在行动上，长沙县妇幼在流程上不断做减法，在服务上不断做加法。本着"用心、用情、用爱服务患者，将卓越服务实化于行、固化于制、内化于心"的原则，保健院先后推出住院检查"精准约"、呼叫应铃"三秒钟"、老年患者"直通车"等十多项举措。

类似的例子还有很多。比如，孕产保健部建立了"医师＋助产师＋护士"的产科"管家"团队，服务一直从全孕期持续到产后42天。产检前"管家"提前安排好检查流程，产检时"管家"全程陪同，检查间隙还可以到孕妇学校学习孕期及产后知识。就诊准妈妈孕期有任何疑问，都能通过微信及电话联系到管家,真正实现了孕期的全方位呵护。

"这种服务真好,原来最头痛的就是挂号排队做检查,现在这些问题都解决了。"享受"管家"服务的一位孕妈对此给予高度认可。

全员参与,全员落实,让健康教育无处不在,这个理念也深深植入了长沙县妇幼每位职工的心中。长沙县妇幼致力于通过广泛的健康科普,改变以往患者被动治病的局面,让医务人员主动关注辖区内孕产妇、儿童的健康状况,将"少得病、不得病、得病合理治疗"的健康理念深入人心,提高群众"主动防病"的意识。在行动上,长沙县妇幼成立了由48名中、高级职称医护人员组成的健康科普宣讲团,无偿向社会提供健康知识科普,并建立了集健康宣传栏、宣教展架、宣教电视、健康直播间、公众号、视频号、抖音号、官方网站于一体的"线上+线下"健康科普平台。全院共设有宣传栏152个、开发宣教折页156种、设置宣教电视22部,每周定期更新公众号及视频号科普作品,常态化开展健康直播课程,营造浓厚的健康科普氛围,让老百姓可以轻松获取健康知识,帮助其养成科学的健康观念和生活习惯。在全国348家三级妇幼保健机构新媒体科普作品影响力排名中,长沙县妇幼名列前茅。其创作的科普作品《出生缺陷防控核心知识》荣获国家卫健委出生缺陷防控科普视频三等奖,图文科普作品《青少年健康日记》荣获湖南省和长沙市健康科普大赛图文作品一等奖。

"全心全意为人民服务"是长沙县妇幼保健院一直坚持的发展理念。针对停车难问题,长沙县妇幼保健院开辟二期用地停车场,倡导将车位让给患者,有效解决了患者停车难的问题。除了"车好停"外,同样"门好进"。在门诊大厅导医台,长沙县妇幼保健院设立了"一站式"便民服务中心,实现导诊、咨询、接待投诉一体化,同时免费提供健康教育处方,随时接受患者的健康咨询。一系列实实在在的服务措施,让患者真真切切地感受到了便利和快捷(图5-15)。

(五)乘"行风建设"之舟,传递正能量

长沙县妇幼保健院将"一切以患者为中心"作为清廉医院建设的核心任务,落实阳光工程,着力从制度、章程、管控成本、绩效考核、药品和耗材零差率等七个方面,合力推进保健院综合改革。用信息化履行监督执纪的事前、事中和事后监管。保健院无论采购、人事变动、资产报废、设备维护、申请报告均通过OA进行申请,层层审核把关,所有可控成本按110%计科室成本,并通过严格管控,实现对人、财、物、事重大事件的事前监管。保健院运用大数据分析药占比、耗占比、次均费用等核心指标,有效遏制不合理费用增长。系列举措不仅让职工的收入更加阳光化,还使保健院在公立医院改革中脱颖而出,荣获了长沙市医改工作"优秀公立医院"的称号。

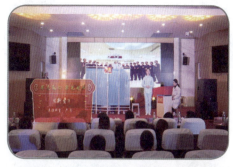
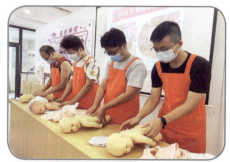
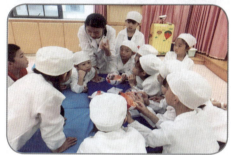
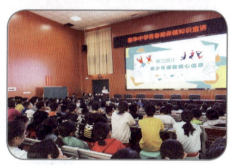

图 5-15　健康科普活动现场

　　另外，长沙县妇幼保健院实行"投诉无商量"的考核管理，以患者感受、投诉倒逼服务提升。保健院为此畅通投诉渠道，建立了完善的投诉路径。一方面，设立"我想听你说"意见箱；另一方面，投诉电话在院内随处可见，让服务对象在目之所及的地方都能知道如何反映问题、投诉评价，真正做到有制度，有落实，有处罚，从而促使医务人员作风大转变，营造良好的服务环境。

　　标准化建设和规范化管理为长沙县妇幼带来了巨大的变化，群众纷纷用脚投出了信任票。2021—2024 年，长沙县妇幼保健院门诊量连续四年超过100 万人次，较新院投用前翻了几番。这一数字的飙升见证了保健院的飞速发展，也反映出患者对保健院的高度认可（图 5-16）。

　　过去的七年是长沙县妇幼保健院拔节成长的七年，从"二甲"晋升为"三甲"，这背后除了全体妇幼人的不懈努力外，更离不开国家卫生健康委员会的顶层设计和各级领导专家的倾力指导。新形势下，出生人口的急剧下滑为保健院带来了新的挑战。为此，长沙县妇幼保健院已做好开启第二轮改革的准备。面向新征程，长沙县妇幼保健院致力于通过完善母婴服务链条，探索转型升级的有效经验，为更多家庭提供生育全程的优质服务。

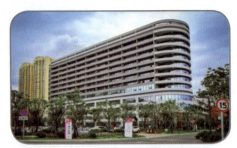
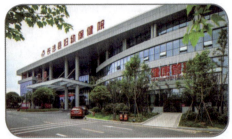
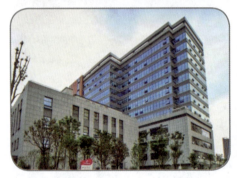
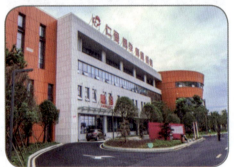

图 5-16　新院门诊及住院楼

乘势而上建新院，踔厉奋发强内功，科学谋划新愿景

——江苏省常州市妇幼保健院建设发展实践

常州市又称"龙城"，地处江苏省南部、长三角腹地，东与无锡相邻，西与南京、镇江接壤，南与无锡、安徽宣城交界，并与上海、南京两大都市等距相望，区位条件优越，经济发展潜力巨大。常州市下辖金坛、武进、新北、天宁、钟楼5个行政区，代管溧阳市1个县级市，并设有一个经济开发区。全市常住人口近540万人，全年出生人口约2.8万人。2023年，常州市经济发展迎来历史性跨越，GDP突破万亿元，人均可支配收入达到6.26万元。

江苏省常州市妇幼保健院（简称"常州妇保院"）筹建于1981年，先后完成与常州市妇幼保健所、常州市计划生育指导所的合并。经过40多年的发展，现集医疗、保健、教学、科研于一体，2007年被原卫生部授予三级甲等妇幼保健院，是首批国家级"爱婴医院"。目前年门诊诊疗达116万人次，出院患者4万余人次，年分娩量近1万人次，手术量近2.2万人次。在2022年国家三级妇幼保健机构绩效考核中，常州市妇幼保健院位列全国第17名，全省第4名，进入A++行列。2022年，常州市妇幼保健院获评江苏省文明单位，2023年荣获"全国巾帼建功先进集体"称号。

一、乘势而上建新院，顶层设计高屋建瓴

"十二五"期间，全国妇幼保健机构迎来了建设与发展的春天。原卫生部提出了妇幼保健机构功能定位和"大部制"改革与发展的一系列举措，原国家卫生计生委印发了《关于妇幼健康服务机构标准化建设与规范化管理的指导意见》等文件。国家发改委为支持妇幼保健改革与发展，从"十二五"开始启动了全国妇幼保健机构建设项目，着力改善妇幼保健机构基础设施条件。

（一）高位谋划定方案

"十二五"期间系列支持政策的出台，为妇幼保健机构建设送来"东风"。为提升妇幼健康服务水平和服务能力，适应新时期妇女儿童健康需求，常州

市政府根据国家妇幼保健机构建设与发展的政策精神乘势而上,科学制定"十三五"规划,优化医疗卫生资源布局,决定新建高质量妇幼保健院。

综合考虑城市整体发展,常州市委市政府决定将常州市妇幼保健院整体搬迁至城西钟楼新城,以弥补城西优质医疗卫生资源的不足。考虑到保健院的专科性,因搬离主城区后距离综合性医院较远,为了保障危急重症患者的救治,保健院在坚持妇幼卫生工作方针,保证正确发展方向的前提下,与常州市第一人民医院合作开设部分与妇幼密切相关的综合科室,以便能从容应对妇幼疑难复杂疾病诊疗与保健康复,同时为妇幼专科、学科能力内涵式发展注入动力,进一步提高医疗技术能力和水平,全力保障妇幼危急重症的救治,更好地履行妇幼保健院的妇幼保健职能,促进常州市妇幼健康事业的发展。

（二）精细规划保质量

新院区建设项目选址于常州市钟楼区北港街道丁香路 16 号,一期占地 100 亩,总建筑面积约为 12 万平方米,设置床位 1 000 张。项目总投资约 9.4 亿元,其中市财政补助 3.8 亿元。

在整体规划上,新院采用"一轴一核三片区"的先进医疗建筑设计理念,结合现代医疗诊治流程,对医疗保健区、后勤服务区进行合理划分。一轴——通过一个南北向的院区景观轴,把医疗保健区和后勤服务区整体有机联系起来,为患者创造舒适的就医环境;一核——通过在院区设置集中绿化,形成整个院区的绿色中心和景观中心,为妇女儿童和医护人员提供良好的康复、休憩场所;三片区——医疗保健区、后勤服务区、未来发展区。

为确保项目工程质量、工程进度、工程造价、工程廉政以及文明施工,新院采取委托代建的方式,即由专业的机构、专业的队伍来实施项目建设。新院于 2015 年正式开工,建设周期为 3 年左右。

新院在建筑设计过程中,坚持设计引领、需求导向,确保高质量建设。根据已有建设项目发生过的问题和新院设计管理及工程建设的实际需要,常州市妇幼保健院将工程的方案论证阶段、施工图设计阶段、内装设计阶段的下科室讨论工作列入基建处工作制度,要求基建人员和项目管理人员必须分阶段组织对涉及的各个科室进行不低于三次的下科室讨论,并及时将科室意见落实到图纸上,反馈到施工中,真正做到基建为医疗保健业务服务。

在设计节点上,严格按照主要医疗保健工艺设计的三级流程进行划分和成果把控。一级流程主要解决的是流程与动线之间的关系,即方案阶段的设计;二级流程主要解决的是面积与形态的关系,即施工图阶段的设计;三级流程是实现患者和医护人员在房间或特定区域内的行为的功能设计,解决平面设计的细节部分是否能满足患者及医护人员的体验感的问题,即内装及专项设计阶段。设计节点把控，不仅仅是时间的控制，最重要的是更好地为保健医疗功能服务，最大限度地实现最初的设计效果。

项目设计建设期间，常州市妇幼保健院积极与政府部门等进行沟通协调，充分了解他们对项目的看法和建议，争取其支持和认可。同时，与相关部门建立良好的合作关系，提高医院的知名度和影响力。

（三）合理布局重细节

1. 空间布局最优化　新院根据不同的功能区域，合理规划空间布局，各功能区域相对独立，互不干扰，同时又相互衔接，便于管理和使用，确保医疗流程的顺畅。以妇女儿童为中心，建筑依照四大业务部进行功能分区，门诊楼一楼为儿童保健部，二楼为孕产保健部，三楼为妇女保健部，四楼为生殖保健部，各大部的诊疗可在一个相对集中的诊疗区域内完成。实行一站式服务，设置导医台，提供咨询、导诊等服务，使就诊流程更加便捷，全方位满足群众就医需求。此外，通过多次调整科室布局、改进诊疗流程等方式，进行全面梳理和优化，缩短患者就诊时间，提高诊疗效率。

2. 基础设施现代化　新院的基础设施建设注重耐用性和实用性，如采用高品质的建筑材料和设备，确保建筑物的安全性和稳定性。同时，注重节能环保，采用节能型设备和绿色建筑材料，降低能耗和环境污染。

3. 系统建设智能化　新院积极推进智能化系统建设，如智慧药房系统、影像管理系统等，以提高医疗服务的效率和质量。同时，注重系统的安全性和稳定性，保障患者的隐私和数据安全。

4. 设计注重人性化　新院突出"以人为本"，注重细节处理，在功能设计、建筑装修、色彩运用、设备设施、照明设计、家具配置等方面采用温馨、柔和的色调，营造温馨、舒适的医疗氛围，以花园式环境理念打造绿色环保的智慧型院区，为群众提供更舒适、更安全、更便捷的就医环境。具体实施层面，一方面，设置迪士尼小屋、儿科主题病房、家庭化产房、VIP特需病房、产后康复中心等；另一方面，注重空间的利用，如在电动扶梯外侧加装防护玻璃，保障患者及家属安全；在门诊区域还加装按摩座椅，供患者在等待叫号或等待检查结果时休息使用；在儿童保健中心设有儿童游乐区等，提高就医体验和满意度。此外，关注细节管理，从小处着手，例如，在门诊区域设置清晰的标识牌以方便患者寻找科室，设置母婴室为母婴提供温馨私密空间，提供轮椅扫码租赁服务，提高患者的舒适度。

新建成的妇幼保健院在规模、设备设施和人员团队方面均有很大的提升，使得保健院能够提供更全面、更先进的医疗保健服务，更好地满足社会的需求（图6-1~图6-3）。

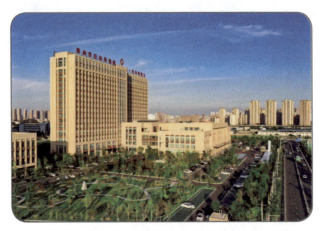

图6-1　常州市妇幼保健院院区全景

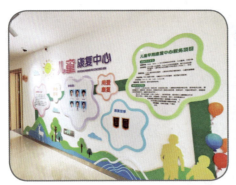 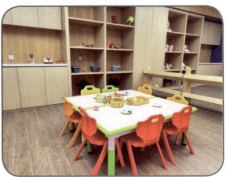

图6-2　儿童康复中心

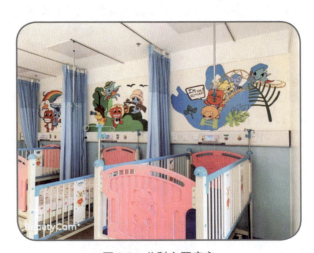

图6-3　儿科主题病房

二、踔厉奋发强内功，服务能力持续提升

2019年2月，位于丁香路16号的新院正式建成投用，常州市妇幼保健院顺利搬迁，完成历史性的华丽转身，正式开启了新的征程。秉承"高标准、高起点"的发展思路，在市委、市政府的正确领导下，在市卫健委的关心指导下，全院职工怀揣着满腔热血和使命感，继续"撸起袖子加油干"，致力于用心血和智慧铸就保健院发展的新辉煌。

（一）坚持党建引领，筑牢战斗"新堡垒"

常州市妇幼保健院坚持实行党委领导下的院长负责制，制定《常州市妇幼保健院章程》，完善党委议事决策规则和院长办公会议事决策规则，坚持党建工作与业务工作同谋划、同部署、同落实、同考核，推出系列举措，切实提升党建工作科学化水平。一是打造党建品牌，开展党建活动。其中，创建"一科一品""一支一特"党建服务品牌，共征集党建品牌54个，各党支部与街道、江苏银行、中国移动等开展多样化结对共建活动，促进党建与业务深度融合。二是创新开展"丁香·青蓝工程"干部选拔培养工作，选拔48名优秀青年干部和10名运营助理，并采取"双培养"、轮岗交流、"组团式"培养等多种模式对选拔出来的人才进行培养。三是探索建立柔性引才制度，创新用人模式，为医院的高质量建设发展提供坚实保障。四是培育妇幼特色文化，打造有品质、有情怀的妇幼"家"文化。

（二）抓机制促长效，提升专科"含金量"

常州市妇幼保健院以重点专科建设为抓手，积极打造高水平妇幼保健院。一方面，与四川大学华西第二医院建立区域专科联盟，成立胎儿医学中心，进一步加强对出生缺陷防治、胎儿相关疾病防治等的研究，被授牌"长三角遗传性罕见病公益筛查项目江苏实验室"。另一方面，加强亚专科建设，近年来，新增7个妇幼保健特色门诊、4个市级临床重点专科、2个省级临床重点专科、1个江苏省妇幼保健重点学科、1个常州市临床重点专科建设单位。目前，三大重点科室——妇科、产科、新生儿科均为省级重点专科，同时已建设成为江苏省新生儿保健特色专科建设单位、江苏省分娩镇痛技术培训基地、全国首批妇女保健专科能力建设托举单位、国家分娩镇痛试点单位、国家级产后康复能力建设项目规范化培训基地、全国减重教学示范基地和国家首批婴幼儿养育照护示范指导中心等。

（三）科教人才创新，培育发展"新动能"

常州市妇幼保健院以学科建设为方向，不断优化人才结构，扎实推进科研、教学等各项工作。近年来，获得省部级科研立项15项，国家自然科学基

金14项（面上2项），省重大研发项目1项。在人才引育方面，依托南京医科大学常州医学中心，加大校院双方的深度融合协同发展。与此同时，由省创新实践基地成功升级为国家博士后科研工作站，已培养博士后12人。目前，拥有博士生导师5人、硕士生导师25人，教授6人、副教授15人，"333工程"三层次8人、双创博士1人，市卓越人才1人，领军人才3人，拔尖人才11人，后备拔尖1人。

（四）完善体系建设，打造服务"新模式"

常州市妇幼保健院创新提出四大部"例会、轮岗、转介、绩效"运行模式，促进了四大部建设的标准化，并与绩效考核等挂钩，促使各项服务能力和水平大幅提升。以康复为例，形成了"保健-医疗-康复-随访"的闭环管理模式，康复治疗人次从2020年的20 413人次增加到2024年的70 164人次。四大部门诊成功转介率和住院成功转介率逐年上升，2024年门诊成功转介服务人次合计90 248人次，总转介率33.65%；住院成功转介服务人次合计15 682人次，总转介率50.13%，均超过国家妇幼保健机构绩效考核要求的年增幅10%以上的要求。此外，常州市妇幼保健院创新推出产科"一贯制模式"，以专业医疗保健团队分组形式共同负责孕产妇的全过程管理，明确了"孕前-孕期-分娩-产时-产后-母婴康育"的服务体系架构，整合设立一站式女性（产后）整体康复中心、母婴康育中心，通过一贯制产科管理、一站式服务中心，提供全程全周期服务（图6-4，图6-5）。

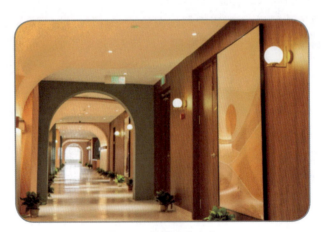

图6-4 母婴康育中心

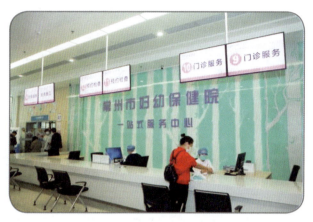

图6-5　门诊一站式服务中心

（五）优化辖区管理，织好全市"一张网"

在辖区管理方面，整合区域妇幼卫生资源，构建起"以常州市妇幼保健院为核心，各辖市区妇幼保健机构分工协作，辖区内医疗保健机构具体实施"的"1+7+N"三级妇幼健康服务体系。其中，"1"即常州市妇幼保健院；"7"即溧阳市妇幼保健院、金坛区妇幼保健院、武进区妇幼保健计划生育服务中心、新北区妇幼保健计划生育服务中心、天宁区妇幼保健计划生育服务中心、钟楼区妇幼保健计划生育服务中心、经开区公共卫生管理服务中心；"N"即辖区内医疗保健机构。为保障体系的有效性，制定了基于业务部的内部绩效考核评价制度，以辖区内服务人群的健康指标完成情况及四大部保健与临床融合工作成效为主线，从组织管理、辖区管理等七个维度对四大业务部进行绩效考核，通过考核强化保健和临床相结合的服务理念，保障保健与临床相融合的举措落地。绩效考核的杠杆作用在群体及个体保健服务质量提升方面得到了很好的体现，全市多项孕产妇保健和儿童保健指标保持较优水平，其中全市孕产妇死亡率为0，婴儿死亡率和5岁以下儿童死亡率、孕产妇系统管理率、产后访视率等提前实现省"十四五"目标。数据显示，近三年常州市艾滋病垂直传播率均为零。

在具体行动上，常州市妇幼保健院积极推广产后抑郁症筛查、新生儿及儿童听力筛查和诊断、不孕不育规范化诊疗、盆底康复等适宜技术。此外，还开发了针对性健康教育材料，无偿提供给辖区各机构，多个原创作品获得国家和省市奖项，在全国三级妇幼机构公众号科普影响力指数监测保持省内前列。

（六）组建医疗集团，实践蹚出"新路子"

为实现优势互补，常州市妇幼保健院与常州市第一人民医院深化合作，在原有基础上组建城市医疗集团，并开展系列行动，内强外联，互促共进。

1. 不断优化管理模式，创新管理体制、运行机制和考核机制，实现集团内同质化管理。

2. 进一步完善多学科联合救治机制，细化危急重症应急救治流程，开设相应综合科室，更好地支撑妇幼保健学科发展，提高对妇女儿童危急重症的救治能力，近 3 年指导全市成功救治 516 例危重孕产妇。

3. 全面推出夜门诊、周末门诊、无假日门诊，目前周末门诊量已接近日常峰值。

4. 与新疆乌恰、陕西安康、盐城射阳等建立对口支援和交流合作。

（七）聚焦效能提升，做对管理"运算符"

在运营管理方面，常州市妇幼保健院主要从以下几方面着手：

1. 加强医疗技术准入、合理用药、高值耗材管理，全院抗菌药物使用率达标，近三年门诊及住院次均药品费用逐年降低。

2. 通过监管 CMI 值、时间消耗及费用消耗对医保实施精准控费。加强医院信息化、智慧化建设，提升医院精细化管理水平。

3. 加强医院运营管理和全面预算管控，充分利用 DRG、SPD 等提高资源利用效率。

4. 严格把控计划、采购、价格、质量、验收等各个环节，降低采购成本；完善医院大型医用设备的效益分析相关制度流程。

5. 促进医院质量管理水平、技术服务水平的整体提升。

三、科学谋划新愿景，再展宏图奋楫未来

"十四五"规划和 2035 年远景目标把"实施妇女儿童健康提升计划"列为经济社会发展的主要目标之一。国家将加大在妇幼保健领域的投入，实施妇幼健康保障工程。在这一背景下，常州市妇幼保健院紧密结合区域实际，依据常州市"532"发展战略，科学谋划保健院新愿景。

（一）着力实施"五大工程"

1. 实施"旗帜领航"工程，永葆对党忠诚政治本色。
2. 实施"固本拓新"工程，筑牢坚如磐石战斗堡垒。
3. 实施"育才强医"工程，砥砺敢为善为担当本领。
4. 实施"医心为民"工程，彰显心系群众人文情怀。
5. 实施"清廉妇幼"工程，涵养崇廉尚洁的新风正气。

（二）加快推进"三大项目"

1. "妇幼公卫大楼"项目，建筑面积约 30 000 平方米，建成后将扩大孕产保健、儿童保健服务面积，并设立常州市孕产妇危急重症救治指挥中心。

2. "妇幼科教大楼"项目, 建筑面积约 12 000 平方米, 用于优化妇保院科研、教学、技能培训用房及平台建设等。

3. "配套地下泊车中心"项目, 建筑面积约 12 000 平方米, 设置 350 个停车位, 包括新能源车充电设施。

三个项目将于 2025 年投入使用(图 6-6)。

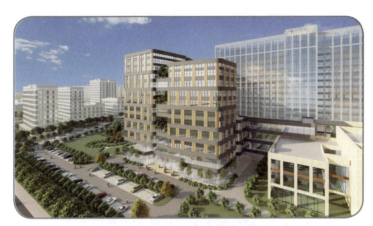

图 6-6　妇幼公卫大楼效果图

(三)全面建设"两大中心"

建设现代化的妇幼保健中心和城西医疗中心。按照公立医院高质量发展和妇幼保健机构绩效考核要求, 强化妇幼保健机构功能定位, 充分发挥区域引领作用, 建立健全现代医院管理制度。以健康为中心, 突出以人为本, 体现技术价值, 提高患者满意度和职工满意度, 努力满足人民群众对优生优育、儿童健康成长的新需求和新期待。

时间无言, 却镌刻着岁月的荣光; 未来可期, 启明又一段崭新的旅程。沐浴着新时代的阳光, 站在继往开来的新起点上, 常州市妇幼保健院将以党的二十大会议精神为指引, 不忘初心, 牢记使命, 向建设省内一流的区域性妇幼保健诊疗中心, 打造有妇幼特色的保健医疗综合体努力迈进, 用仁心仁术, 托举生命的重量, 用大爱精诚, 守护生命的跳动, 为人民群众提供全周期、全方位、全过程、有温度、有情感、有人文的"三全三有"的妇幼健康服务。

案例七： 打造西部具有影响力的县级妇幼保健院

——陕西省富平县妇幼保健院创新建设实践

陕西省富平县妇幼保健院（简称"富平县妇幼"）始建于1950年，现已发展成为一所集妇幼保健、临床医疗、公共卫生项目管理、计划生育技术指导、妇幼健康教育和康复、培训为一体的二级甲等妇幼保健机构，开设临床医技科室17个，全院职工383人。新建的富平县妇幼保健院，在建筑布局、业务用房、服务能力及技术水平等方面处于全市前列，成为名副其实的县级妇幼保健机构的标杆。

近年来，富平县妇幼保健院始终致力全县妇幼健康事业，不断强化基础建设，积极创新发展理念，内强素质、外树形象，精心打造妇幼特色服务品牌，走上了高质量发展的快车道。新院建成投用后，保健院业务能力和服务水平显著提升，编制床位数由90张增加到240张，业务用房面积由5 000平方米增加到12 000平方米。2016年到2023年，保健院年门（急）诊量由80 000人次增至227 611人次，出院患者由7 000人次增至10 150人次，床位使用率提升至80%，开展手术由900例增至1 621例，全县分娩量占比由47%增长到74.91%以上，患者综合满意率显著提升，维持在92%以上。

一、峥嵘岁月走出铿锵步伐

富平县妇幼保健院成立于1950年，七十多年来，一代又一代富平妇幼人肩负责任，秉承梦想，砥砺前行，描绘了一幅生机勃勃、蒸蒸日上的发展画卷。

中华人民共和国成立初期，富平县妇幼保健所（富平县妇幼保健院前身）成立，3名工作人员在简陋的条件下开始开展妇幼卫生工作，落实国家"预防为主"的卫生工作方针，积极向广大妇女儿童宣传卫生知识，推广新法接生，从此开启了富平县妇幼的发展之路。20世纪50—70年代末，富平县妇幼历经数次更名，并于1980年3月正式更名为"富平县妇幼保健院"，逐渐开启了新的发展篇章。

1990年，保健院抓住政策机遇，申请到"世行卫六"贷款项目，并多方筹措资金,于1992年动工建设位于莲湖大街的妇幼保健院门诊综合大楼。1996年10月,新的门诊大楼投入使用后,富平县妇幼保健院在原西安医科大学第一附属医院的技术支持下,开始开展医疗业务,初步实现医疗与保健相结合。2001年,住院大楼项目开工建设,2003年建成投用,床位数达到90张,保健院逐步进入良性发展轨道。2012年7月,保健院顺利通过二甲创建,成为全省为数不多的县级二级甲等妇幼保健院(图7-1~图7-3)。

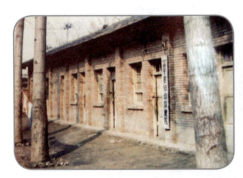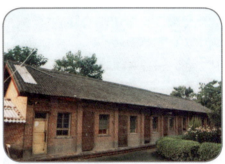

图7-1　1982年时的富平县妇幼保健院办公场所

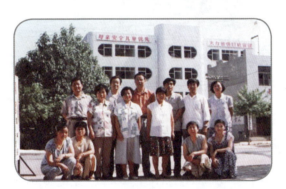

图7-2　1996年东环路门诊大楼建成

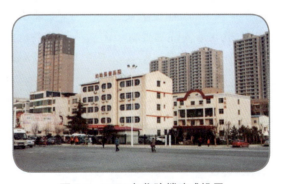

图7-3　2003年住院楼建成投用

二、乘势而为实现历史性跨越

发展的初心不改，前行的步履不停。在国家妇幼保健机构功能定位和标准化建设及西安建设国家中心城市的大势推动下，富平县妇幼抓住大好机遇，瞄准目标定位，乘势而上。为更好地满足区域内妇女儿童的医疗健康需求，经过时任院领导班子的不懈努力，争取到中央、省、县政府投资约7 000万元，自筹资金约8 000万元，用于新院建设项目。2015年，县委、县政府批准富平县妇幼保健院整体迁建项目，并给予了大力支持与关注，该建设项目2016年被确定为全县"双十工程"。带着县委县政府的重托和全县人民群众的期望，在社会各界和各级领导的关怀关注下，2016年7月1日，随着第一根桩基打下，总投资1.5亿元的富平县妇幼保健院迁建项目全面进入实质性开工建设阶段（图7-4）。

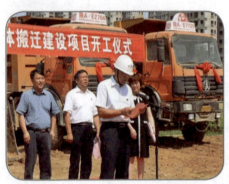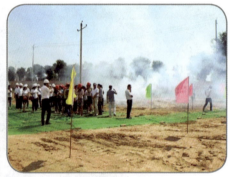

图7-4 富平县妇幼保健院整体搬迁建设项目开工仪式

项目采取的是自建模式，分项招标，整体建设施工由时任院长党敏玲总体负责，儿童保健部部长杨明具体负责，全程策划、全程监控、全程管理、全程协调。由于新征地涉及农耕地、住宅和民营小企业，征地赔偿比较棘手，建设初期遇到诸多困难，党敏玲带领院领导班子多次协调相关部门，逐一解决实际问题。为确保项目顺利推进，按期完成建设任务，院领导每周参加工地监理例会，对项目建设进度进行全程跟进，协调解决项目建设中遇到的难题。在这个过程中，时任县委书记郭志英、县长张海乾、分管医疗卫生工作的惠新宇副县长等领导多次到工地现场指导检查，亲自过问建设过程当中遇到的实际困难。县领导一再叮嘱："县妇幼保健院建设项目是重点民生工程，功在当代，利在千秋，要做成精品工程、示范工程、标杆工程"。当了解到现有用地面积不能满足后续发展要求后，立即召开会议研究讨论，后经县委县政府同意在新址西侧重新划拨 10 亩土地作为富平县妇幼保健院后期发展用地（图 7-5~ 图 7-8 ）。

2018 年 10 月 8 日上午，在崭新的富平县妇幼保健院门前举行新院揭牌仪式。陕西省卫健委妇幼处温春梅处长、西北妇女儿童医院郑宏志院长及渭南市委常委、富平县委书记郭志英等为新院揭牌，标志着新院完成迁建，正式投入使用（图 7-9 ）。

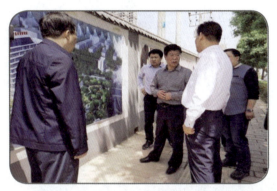

图 7-5　时任县长张海乾到工地现场视察

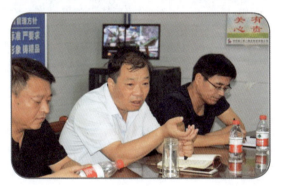

图 7-6　时任副县长惠新宇主持召开项目推进协调会

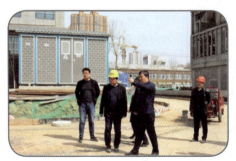 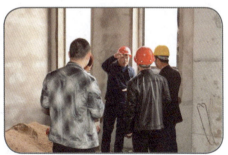

图 7-7　县领导亲临施工现场视察项目进度

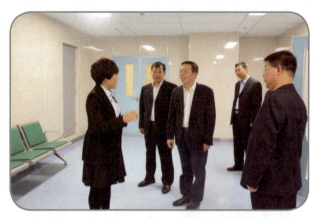

图 7-8　时任县委书记郭志英来新院指导工作

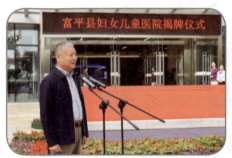
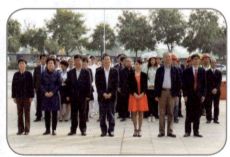

图 7-9　新院揭牌仪式

　　新建的妇幼保健院坐落于石川河畔富昌大道中段,占地 40 亩,建筑面积 2.3 万平方米,设置床位 240 张。新院建成投用,标志着富平县妇幼保健院发展迎来新的起点,保健院从此迈进新的征程,同时也为富平妇女儿童健康事业蓬勃发展注入了新的生机和活力。

　　如今,设施先进、环境优美的妇幼保健院成为富平县城一道亮丽的风景,保健医疗服务覆盖全县及周边近 80 万人口,全方位、高品质呵护全县妇女儿童生命健康。保健院近年来各项业务稳步上升,2022 年门诊量近 18 万人次,住院约 1 万人次,新生儿分娩占全县 72% 以上(图 7-10)。

三、瞄准功能定位,打造精品妇幼工程

　　富平县妇幼保健院整体搬迁项目总建筑面积 2.3 万平方米,建设内容包括门诊楼地上 3 层和地下 1 层、住院楼地上 11 层和地下 1 层,能够保证门(急)诊、保健业务及住院开展需要。

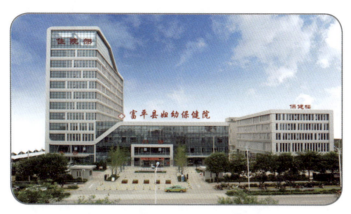

图 7-10　新建成的富平县妇幼保健院

　　在设计初期,院领导班子统一思想,根据新时代妇幼保健院发展要求,按照国家有关妇幼保健机构标准化建设和规范化管理的文件指导,向设计单位提出"四大部"的建设布局要求,并多次外出调研,强调设计方案要充分体现妇幼特色并区别于综合医院。具体要求方面,外观上,楼体外立面效果超前;功能上,门诊和住院紧密衔接,方便患者就诊及住院,让孕产妇、儿童免于室外走动。此外,结合妇女儿童实际需求进行门诊区域划分以及诊室和孕妇学校、胎心监护室、哺乳室等特色科室设置。

　　最终形成的设计方案:门诊一楼为儿童保健部及门诊收费、挂号、药房。其中儿童保健部有儿科门诊及儿保科二级科室门诊、透明的婴儿沐浴室;门诊二楼为孕产保健部,就诊大厅中间是宽敞温馨的休息等候区,诊室、孕妇学校、B超、胎心监护室及检验采血窗口等环抱四周;门诊三楼为妇女保健部,设有妇科、妇保科、产后康复科、乳腺科、内科、外科门诊等。通过以上设置,最大限度体现了妇幼特色,方便儿童、孕妇的诊疗活动。住院楼三楼是手术室,四楼是新生儿科,五楼是产房及LDRP产带一体室,六楼、七楼为产科病区。将新生儿科设置在手术室和产房中间楼层,目的只有一个,就是为了给需要抢救的新生儿留出最短时间。

　　项目在设计方面,充分吸纳了现代医疗理念,与城市发展密切结合,锚定"以人为本,以患者为中心"的主题定位,选用集中裙房式结构布局,在建筑外形设计中采用类似飘带的设计思路,利用飘带的柔美、柔和引申出对妇女儿童的关爱特质,同时,形似如意的外形元素,寓意美好。项目设计充分考虑了妇幼保健业务特色,且更加注重环境生态和医疗文化建设,"母亲安全,儿童优先"的办院宗旨和治院理念在其中得到了全面体现。该项目设计方案被陕西省住房和城乡建设厅授予"陕西省建筑专项工程设计三等奖"(图7-11~图7-13)。

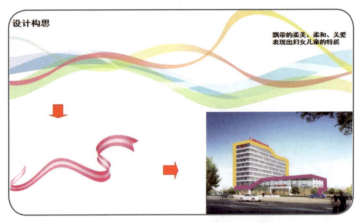

图 7-11 富平县妇幼保健院设计构想

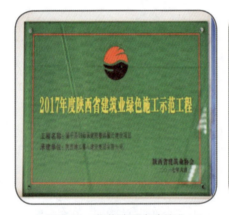

图 7-12 荣获陕西省建筑业
绿色施工示范工程

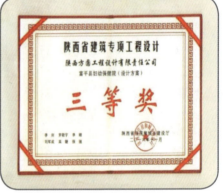

图 7-13 荣获陕西省建筑专项
工程设计三等奖

项目建成后，在建筑布局、业务用房、服务能力及技术水平等方面处于全市前列，成为名副其实的县域妇幼保健和妇女儿童诊疗技术的龙头，为全县及周边地区妇女儿童和广大群众提供优质高效的医疗保健服务。

四、严把过程管理，安全与质量并进

妇幼保健院建设作为复杂的公建项目，建设过程中，涉及资金筹集、协调办理审批和施工手续、设计、招标、投资控制、项目变更、质量安全控制等，整个过程要与规划局、国土资源局、环保局、发改委、财政局、住建局、税务局、消防、人防、供水、供电、供暖、供气、通信等多个单位，以及设计、施工、监理等多个合作方沟通协调，需要做大量的工作。这个过程中，各类设计问题、施工问题层出不穷，协调任务十分繁重。富平县妇幼保健院一方面通过公开招标，选择资质齐全、经验丰富的承建公司和监理公司，保障项目顺利进行；另一方面，项目管理负责人杨明全程跟进，现场协调解决问题，其中多次与设计负责人沟通，现场勘察，调整和完善设计方案。

　　在建设过程中，富平县妇幼保健院始终坚持方案先行、安全第一原则，严控质量，多请示、多汇报、多巡视。党敏玲几乎每天都亲自到施工现场巡查，及时协调解决基建过程中的问题。对于工程质量管控，富平县妇幼遵循"四控两管理"原则，即安全控制、质量控制、投资控制、进度控制和合同管理、信息管理。其中，在工程进度管理方面，一方面是要在综合考虑气象环境、社会人文、行政指令等诸多因素的基础上科学制定工期，有效把控各施工单位进场时间及各工序的进度节点，依据合同工期节点和阶段性施工进度计划进行考核奖惩，以促进工程进度和质量；另一方面是认真编制工程进度计划，定期召开工程例会，检查计划落实情况，解决施工中存在的多种问题，并布置下阶段工程进度计划。必要时不定期召开专项例会，专题解决工程中急需或重大特殊问题（图7-14）。

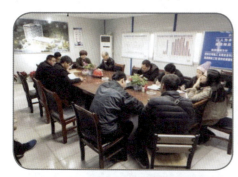
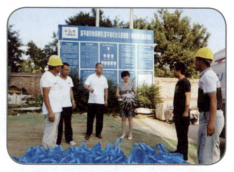
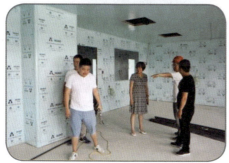
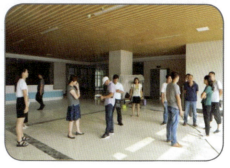

图7-14　施工现场

五、突出人文内涵，呈现健康与和谐之美

装饰装修设计上，富平县妇幼保健院的初衷是突破传统固有的行业认知印象，注重突出实用与人文内涵完美结合，积极营造轻松、温暖、富有亲和力的就医环境氛围。设计单位下各科室进行充分调研，使设计方案达到最优化，以减少后期变更；设计过程中，发挥代建单位的技术、经济方面的人力资源优势，对设计全过程实施监督，对设计重要的阶段性成果实施审查，消灭设计存在的"错、漏、碰"现象，在限额的前提下提高设计质量，进而控制项目投资；施工图完成后，组织各方面专家从投资控制角度对施工图进行审查。

新院建成后，围绕妇女儿童健康，深化质量内涵，追求卓越完美服务，引入了"6S"现代化管理理念，致力于打造医疗综合化、服务人性化、管理人文化、环境家庭化的现代化妇幼保健院。

在保健院内部，各楼层均有休闲区，包括育儿宣教室、孕妇学校、城市书吧、哺乳室、家属候诊区等，门诊候诊区免费无线网络全覆盖，提供轮椅、推车、儿童游玩设施、针线包、复印等便民服务，既满足个性化需求，也让陪诊人员消除等待枯燥。

设计风格上，处处彰显妇幼特色和人文关怀，将温润的色彩融入设计之中，注重疗愈环境的塑造，力求从科学规范的病区布局、简约柔雅的视觉识别体系和温馨舒适的就医环境等方面体现保健院的人性关怀，为每一位患者提供优越的就医体验，将"一切以患者为中心"的服务理念落到实处。

室内装修设计方面，遵循安全、环保、实用、流程合理、功能明确的原则，立面造型简洁、明快、美观、大方，与整体医疗环境相协调，体现对患者和医护人员的人文关怀。

此外，为营造温馨、高效的工作和就诊环境，保健院绿化区域整体采用树阵和草坪布置，给人简单、整齐、大气、通透的感觉，同时选择无飞絮、无毛刺、不带毒性枝叶的雪松、银杏、法桐、海棠等能够改善空气质量的植物种类，营造优良的小气候环境，有利于患者的康复。与此同时，所有走廊、过道在设计中加入植物元素，玉兰、大叶冬青、小叶冬青、蔷薇、石楠球、南天竹等，形成了高低错落、疏密有致的自然景观。院区室外绿化面积达到 9 100 平方米，到处郁郁葱葱，使人心情愉悦（图 7-15）。

值得一提的是，建成后的新院在县内率先设置 LDRP 家庭化产房。LDRP 家庭化产房是集待产、分娩、产后观察、产后康复四位一体的高端居家产房，会客厅、冰箱、液晶电视、饮水机、储物衣柜一应俱全，分娩时产科医生、新生儿科医生、麻醉医师、助产士、导乐师、护士贴心呵护，家属可以全程陪伴，让孕妈妈

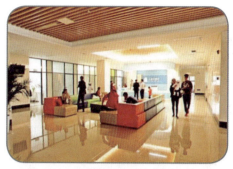
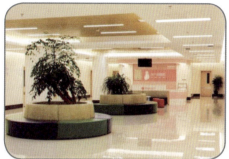
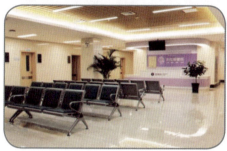
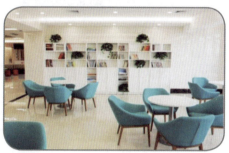

图 7-15　新院环境

在分娩时既有家的感觉，又有医护保障的安全。孕妈妈从入院到出院，待产、分娩全过程都在同一房内完成，无需辗转移位，让孕产妇分娩更私密、更有尊严，极大程度上减小了对分娩的恐惧感，增加了幸福感和获得感（图 7-16~图 7-19）。

　　肩负"关爱女性，呵护新生"的使命，富平县妇幼保健院始终将妇女儿童健康放在首位，努力践行"爱院、敬业、慎独、友善"的院训，致力于让"富平妇幼"品牌深深扎根于广大百姓心中，从妇幼保健服务的首选到成就无数家庭的幸福圆满。

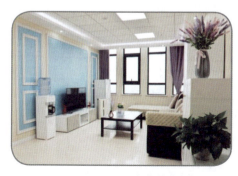
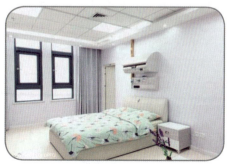

图 7-16　LDRP 会客休闲区　　　　　图 7-17　LDRP 休息生活区

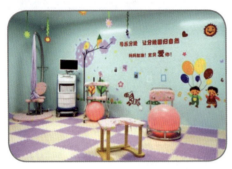

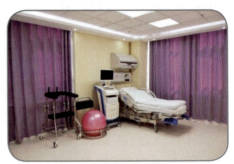

图 7-18　LDRP 导乐活动区　　　　　　　图 7-19　LDRP 分娩区

六、奋进愿景，同行致远向未来

如今的富平县妇幼保健院，内设孕产保健部、妇女保健部、儿童保健部、综合保障部四大部，拥有渭南市"三三人才"、渭南巾帼名医、富平县新生儿科首席专家、县拔尖人才和妇科名医等多学科领军人才，有市级临床重点专科3个，是全县危重孕产妇和危重新生儿救治中心、残疾儿童康复定点机构，与西北妇女儿童医院、西安市儿童医院、西安市第一医院、秦皇岛市妇幼保健院等省内外三家医院建立技术协作关系，大力开展医学技术研究和创新，不断打造特色服务品牌。其中，康复科、中医儿科、生殖门诊、儿童视力保健、口腔保健等一批亚学科初具规模；乳房重建、阴道壁修复整形、乳腺微创旋切术、乳腺癌改良根治、宫颈癌根治、小切口白内障超声乳化、晶状体植入术等代表专科前沿技术的手术已成功开展；单孔腹腔镜手术、极低体重早产儿救治走在县域前列；新生儿眼病筛查、屈光不正治疗、斜弱视诊疗、眼科体检等业务日趋成熟；"柿柿红"无痛分娩已成为全县产科领域一个响亮的品牌；独家开设残疾儿童康复中心并开展相关业务，妇幼保健工作走在全市前列。近年来，富平县妇幼保健院先后荣获国家"爱婴医院""陕西省儿童早期发展示范基地""全省母婴安全优质服务单位""渭南市巾帼标兵岗""市级文明单位"等多项荣誉（图 7-20）。

启航新时代，奋斗新征程。在高质量发展的道路上，富平县妇幼保健院将以"只争朝夕，不负韶华"的精神魄力，朝着既定目标，踔厉奋发，勇毅前行！富平妇幼人也坚信，把妇幼保健院建设成专科特色鲜明、保障能力完善、文化内涵丰富的西部地区具影响力的标杆，宏伟愿景终将成为现实！

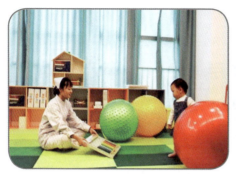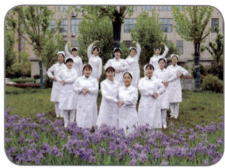

图 7-20　年轻、热情、富有活力的富平妇幼团队

案例八： 用 10 年时间走别人 60 年走过的路

——山东省妇幼保健院十年建设与发展经验

在广袤的齐鲁大地上，矗立着这样一家妇幼保健院，她以跑步前进的速度，用 10 年的时间，从占地面积不足 2 万平方米、床位数量不足 50 张、员工总数不足 200 人、远落后于同级机构的妇幼保健所，发展成为建筑面积 10 万平方米、床位总数 700 张、员工数量 1 561 人的名副其实的省级妇幼保健院，彻底改变了自身落后于全国的局面，实现艰难蜕变。这就是山东省妇幼保健院（简称"山东省妇幼"）。

回顾山东省妇幼保健院的 10 年发展历程，找准方向，科学制定战略并坚定执行是其实现快速赶超的关键。

一、困境突围，打开中长期发展空间

山东省妇幼保健院前身为山东省妇幼保健所，始建于 1991 年，初期主要承担公共卫生技术指导等任务，是全国少数几个省级妇幼保健所之一。至 2012 年，山东省妇幼保健所建筑面积 4 139 平方米，占地 15 457 平方米，在岗人员 150 人，床位 46 张，年门诊量 4.9 万人次，年分娩量 1 400 余人次，与东部大省山东极不相称，发展空间也十分有限（图 8-1）。

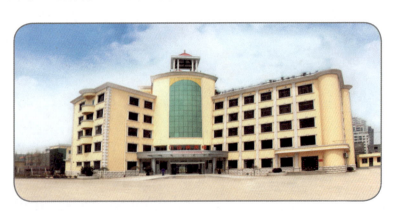

图 8-1　2013 年山东省妇幼保健所

2013 年 2 月，郑世存接任山东省妇幼保健所所长一职，面对一个低起点、业务用房有限、远落后于全国的省级保健所，他思绪万千。要不要发展？向哪里发展？这样的困惑和问题时刻萦绕在他心头。恰在此时，原国家卫生部妇幼司立题研究，提出"以维护妇女儿童健康为目的"的妇幼保健机构二维功能定位。郑世存带领山东省妇幼领导班子深入学习，并专程到北京等各地走访专家，最终明确了发展方向，坚定了发展信心。

院领导班子经过深入研究，于 2013 年提出"123"中长期发展思路。"1"即"一个目标、一个愿景"——建设山东妇女儿童医疗和保健技术指导中心、国家妇女儿童医疗保健区域中心；"2"即"两步走"发展战略——在建设用地有限的情况下，分一期和二期两个阶段进行建设，并按此规划实施；"3"即"三个走在国内前列"——机构建设各项指标、妇幼保健学科建设、科研平台建设走在国内前列（图 8-2）。在这一思路的指引下，山东省妇幼紧紧抓住国家妇幼发展的机遇期，在一年多时间里完成了两件关键性大事：一是经上级批准将"山东省妇幼保健所"改为"山东省妇幼保健院"，二是经过积极努力争取，基本建设规划及一期工程建设项目得到批准立项。自此，山东省妇幼保健院快速建设和发展的大幕徐徐拉开。

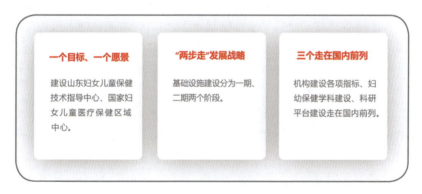

一个目标、一个愿景
建设山东妇女儿童保健技术指导中心、国家妇女儿童医疗保健区域中心。

"两步走"发展战略
基础设施建设分为一期、二期两个阶段。

三个走在国内前列
机构建设各项指标、妇幼保健学科建设、科研平台建设走在国内前列。

图 8-2 "123"中长期发展思路

（一）基础设施建设"两步走"

山东省妇幼保健院基础建设正是按照"两步走"发展战略实施推进的。

1. 一期业务综合楼建设 "要发展首先得有场所，房子的问题要抓紧解决"。院领导班子与原山东省卫生计生委、山东省发展改革委等部门领导多次协调沟通，详细介绍了省妇幼历史、现状及发展困境，在各方不懈努力下，终于完成了项目立项，保健院一期业务综合楼于 2014 年 10 月 1 日奠基开工。一期业务综合楼建筑面积 3 万余平方米，投资概算约 1.5 亿元，2016 年 7 月 1 日竣工投入使用，工期仅用1年9个月，在全省同类工程中用时最短。建成投用后，山东省妇幼床位数达到300张，发展条件大为改善（图8-3）。

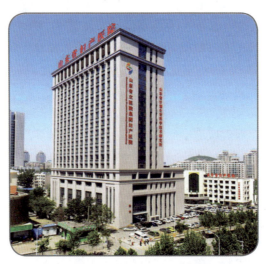

图8-3　一期工程业务综合楼

　　有了基础设施的支撑，借二孩政策的机遇，山东省妇幼从制度建设抓起，从创新人才培养、引进、使用和激励机制着手，引进优秀的硕博士来院工作，初步完成产科、妇科、新生儿科、生殖医学、妇女保健等学科建设，使得山东省妇幼保健院的经济效益和社会效益大大提升。截至2019年，山东省妇幼保健院日门诊量达1 500人次。

　　2. 二期儿童保健综合楼建设　随着一期业务综合楼建成以及技术、服务水平的整体提升，山东省妇幼的业务量不断增多，已不能满足当地就医需求。市民们纷纷感叹道："省妇幼床位太难约了。"二期工程迫在眉睫。

　　经过多方筹措，二期工程儿童保健综合楼于2020年11月正式开工建设，总建筑面积48 377.59平方米，其中地上19层，地下3层，设置床位300张，主要包括门诊（发热门诊）、急危重症救治中心、病房、医技、实验室等业务用房和机房、停车库等附属设施，以及配套医疗设备和信息智慧化建设。

　　二期工程于2023年1月竣工投入使用，工期2年2个月。工程建设期间，正值疫情肆虐，运输存在困难，材料设备无法按时到场，山东省妇幼派专人驻厂监督，调动资金保障物资及时到位。此外，面对济南疫情严重期间的场地封闭情况，山东省妇幼动员管理人员及工人全员封闭在工地，不间断施工，最终二期工程如期投入运行。

　　二期工程的圆满完成，使得山东省妇幼保健院浆水泉院区总建筑面积达到了 8 万余平方米,开放床位 600 张,部分解决了妇科、儿科、实验室等资源不足、环境拥挤、空间狭小等建设发展问题。同时,妇女儿童的综合救治能力和保健院整体服务能力得到有效提升,全省妇幼保健指导中心作用进一步强化,为满足人民群众持续增长的健康需求提供了重要保障(图 8-4,图 8-5)。

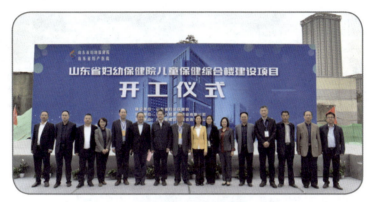

图 8-4　开工仪式

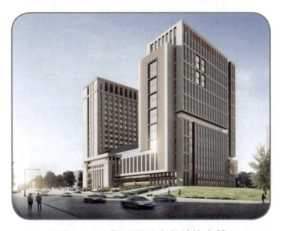

图 8-5　二期工程儿童保健综合楼

(二)践行"以人为本"的设计理念

"以人为本"的理念贯穿于两期工程规划设计的全过程,两期工程按照三大保健功能设计,具有便捷的流线组织及合理的功能分区。

1. 整体布局与外观　二期工程与一期工程以"双子楼"的形式连接,两期工程使用了同色系的外墙装饰,做到了高度融合,最大限度地利用了土地,也方便了两楼间来往。外墙融入了四叶草元素,寓意健康、希望、活力、信心,外墙线条上下交汇,寓意天地交而万物通(图 8-6,图 8-7)。

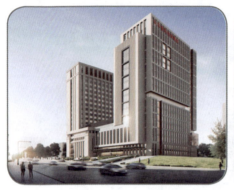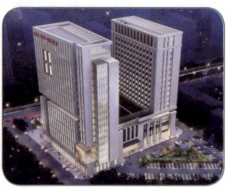

图 8-6　一期、二期"双子楼"

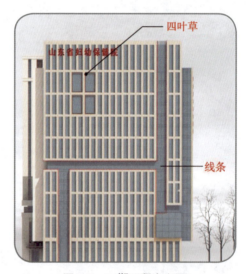

图 8-7　二期工程主立面

2. 便捷的交通流线　工程建设前，由于地理限制，院区与城市次干道浆水泉路的自然地势高差约四米，停车车辆与即停即走车辆流线没有明确区分，缺少车辆上坡后的缓冲区，院区内车流混乱。与此同时，院区内车位缺乏，停车耗时久，给病患就医造成阻碍。

新工程启动，山东省妇幼保健院在规划阶段充分考虑院区狭小、停车难的问题，将场地整合后得到地上地下双层交通流线、双层车行落客空间，且均可直达各功能入口，从根本上解决了保健院车行难题。地上车行流线由院区北侧进入，南侧出口驶离，前广场设快速通行车道，满足车辆快速停靠、即停即走的需求；院区内设车行环线及地上车位，满足车辆在内部落客后就近停车需求；地下车行流线由院区北侧进入，南侧车库出口驶离，内部环形车道连接南北两栋建筑的交通核，分设落客区，满足群众的就诊要求。此外，为避免高峰期车流集中，在地下车库入口处采用分流处理的办法将平层停车与仓储式停车分开，减少拥堵（图 8-8）。

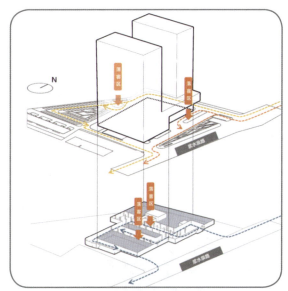

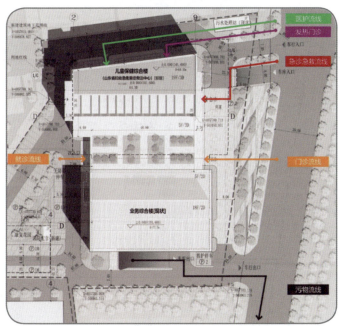

图 8-8　工程建成后的地下、地上流线

3. 合理的功能分区　一期工程与二期工程裙房相连后，功能科室布置以区分孕产、儿童和妇女三大人群服务为目标，功能合理、流线恰当、避免了建筑内部的不同人群的交叉（图8-9）。

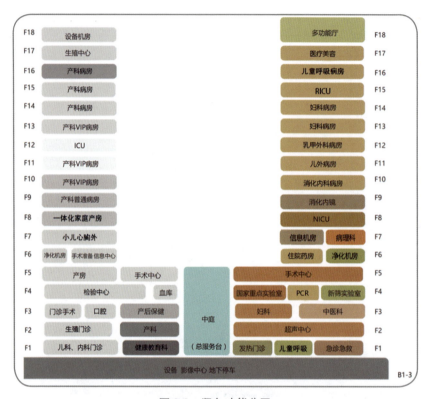

图8-9　竖向功能分区

一期与二期工程的一至三层相连，门诊、医技、保健功能实现串联，做到诊疗便捷；设置了合理的候诊区，改善患者及陪诊就医环境；同时设置了休闲区，提供阅读、饮品简餐吧等服务，为患者及陪诊提供便利（图8-10）。

四层相连，将医疗科研试验区合并建设。五层相连，扩大手术承载量的同时，易于手术室人员快速调动。开辟急诊手术绿色通道，东北角区域设置急诊电梯及患者家属等候区域，急诊患者可从一层急诊中心直接坐电梯到达手术部，缩短急诊到手术室时间。一期、二期共有候诊区316平方米，候诊区温馨明亮（图8-11）。

为符合城市整体界面规划，满足经十路街景形象要求，北立面做斜面设计，既满足城市建设形象，又扩大医护工作区，解决了医护用房拥挤问题。此外，增加医护专梯，单设医护人员通道节省医护候梯时间，方便医护人员（图8-12）。

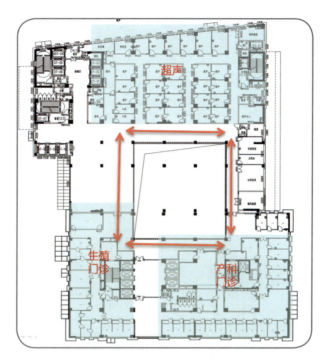

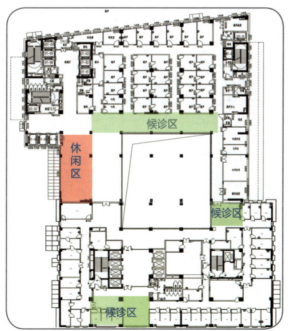

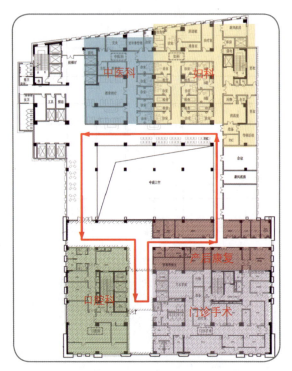

图 8-10　门诊区域平面功能分区（以二、三楼为例）

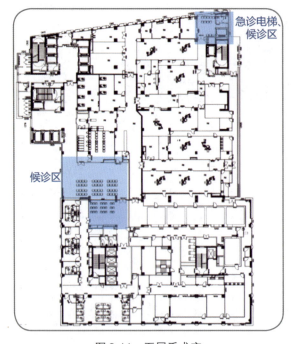

图 8-11　五层手术室

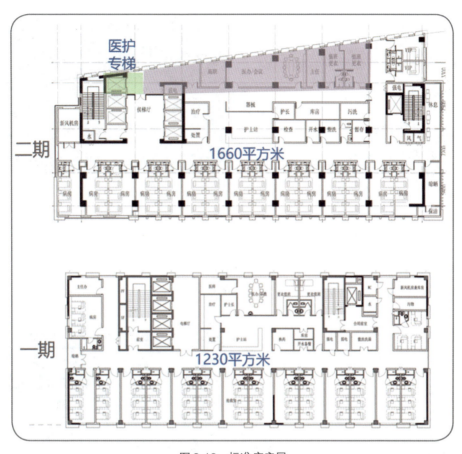

图 8-12　标准病房层

4. 盎然的室外景观　室外景观中引入了迎客松、劲竹、蒲公英等元素，象征着省妇幼人热情、坚韧、自信的品格（图 8-13）。

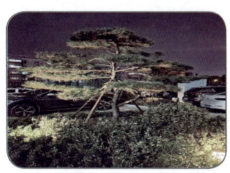
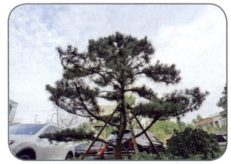

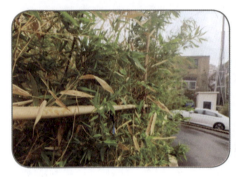
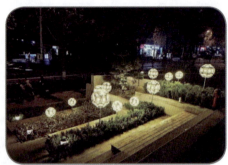

图8-13　室外景观

5. 温馨的室内装饰　一期工程与二期工程室内装饰均采用米色系装饰风格，室内整体选择米黄色调，替代了传统"白色医院"的概念，营造出优雅、自然、温馨的诊疗空间。护士站背景墙的形象元素是四叶草，与外立面四叶草交相呼应，寓意健康、希望、活力、信心（图8-14）。

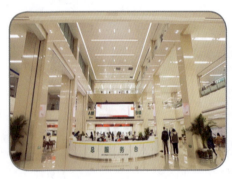
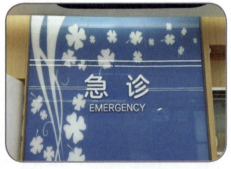

大厅　　　　　　　　　　　　　　　　护士站

图8-14　室内装修

（三）引人才，建制度，促发展

随着两期工程的建成，缺乏专业技术人才的现实成了亟待解决的问题，统一思想，广招人才，凝心聚力谋发展，成为这段时期的另一项工作重点。在基础设施建设的同时，山东省妇幼领导班子决定从制度建设抓起，从创新人才培养、引进、使用和激励机制着手，引进优秀的人才来院工作，使主要学科的人才梯队配备逐步有了雏形。

具备了一定的人才储备后，山东省妇幼开始整合学科，开展学科建设，致力于持续改进保健医疗质量，全力提高医疗技术水平和服务能力。为此，院领导班子坚持高标准、高起点,明确了一系列专业技术的发展方向和目标。经过不懈努力,山东省妇幼保健院的优势重点专科开始焕发勃勃生机,新兴学科成就不断显现,许多专项技术达到了全省领先和先进水平,患者医疗保健服务水平大大提升。

山东省妇幼还注重凝聚人心,在管理和文化建设上出台了一系列关心职工、解决职工后顾之忧的政策,充分调动了全体职工的积极性和创造性。在全院职工的共同努力下,山东省妇幼保健院的门诊和住院业务量不断增多,以优质高效的服务赢得社会效益和经济效益双丰收。

（四）整合资源,开辟新赛道

随着自身发展成效的显现,山东省妇幼保健院自 2016 年起根据原山东省卫生计生委意见,先后整合了原山东省计划生育研究所和原山东省生物制品研究所,2019 年 5 月经山东省卫生健康委发文全面托管了山东省中医药研究院附属医院。通过系列整合,山东省妇幼保健院进一步扩大了办院规模,实现人员融合、资源共享和优势互补。

在整合后的发展方面,面对出生率下行的压力,山东省妇幼积极拓展业务内容。一方面,将原山东省计划生育科研所办公用房进行改造,成立了玉函新院区,2021 年投入使用,建筑面积 5 000 平方米,主要开展口腔保健和产后康复业务;另一方面,将托管山东省中医药研究院附属医院进行改造,成立北院区,主要开展中医、儿保、儿科门诊和住院业务服务,床位 100 张,建筑面积1.8 万平方米。经过整合发展,山东省妇幼保健院业务范围和学科建设得到进一步扩展,综合实力大大提升(图 8-15,图 8-16)。

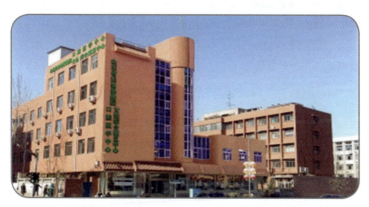

图 8-15　玉函院区(原省计划生育科研所)

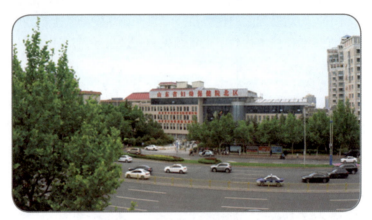

图 8-16　托管山东省中医药研究院附属医院（北院区）

二、韶华不负，十年发展见成效

经过十年的努力奋斗，山东省妇幼保健院已具有浆水泉院区、北院区和玉函院区三个院区，总建筑面积达到 10 万平方米，总床位达到 700 张，年门诊量 100 万余人次，年分娩量万余人，年出院 4 万余人次。目前，山东省妇幼全院员工总人数 1 561 人，其中专业技术人员 1 545 人，高级职称人员 249 人，硕士及以上人员 542 人，博士 86 人以硕士、博士为主体的医师队伍基本形成。山东省妇幼保健院凭借自身的综合实力，连续三年在全国三级妇幼保健院绩效考核中位列 A+ 等级，彻底改变了山东省妇幼落后于全国的局面。

"我们要用跑步的速度，用比别人更快的速度，用 10 年的时间走别人 60 年走过的路。"这是郑世存常常强调的一句话，也是在他带领下的山东省妇幼全体员工一贯坚持和践行的工作态度。正是这种"等不及"的危机感和紧迫感，让山东省妇幼人在工作中有一股拼劲，并借此爬坡过坎，乘风破浪，将"123"的发展思路真正落到实处，成功实现了"成为一所名副其实的省级妇幼保健院"的艰难蜕变。

三、展望未来：新十年，新目标

经过十年的发展，山东省妇幼保健院取得了空前的进步。但同时不可忽视的是，挑战犹存。目前，山东省妇幼中心院区用地仅 20 余亩，院区地上容积率高达 4.33，对院内停车和绿化形成较大的限制，很大程度上阻碍了保健院的发展。如何冲破阻碍，实现又一次跨越式发展？这是摆在全体山东省妇幼人面前的又一个新课题。

路虽远行则将至，事虽难做则必成。山东省妇幼在郑世存书记的带领下，系统总结第一个十年的发展经验，并根据保健院发展现状，于 2023 年确立了面向第二个十年的"126"发展思路。"1"即实现一个目标——以创建山东省最重要的妇女儿童疾病诊治中心为近期目标，以争创全国最前列的三级妇幼保健院为远景目标，实现 5 年内在全国 32 家省级妇幼保健院的排名进入前十位，10 年内在全国三级妇幼保健机构的排名进入前十位；"2"即两个院区协同发展——浆水泉院区、新院区基础设施建设全部完成，业务布局互为补充、各有侧重，多院区运行模式完善、有序、高效；"6"即"六个坚持"的医院建设发展路径——坚持党委的领导和党建业务工作融会发展；坚持全心全意为妇女儿童全生命周期身心健康服务的宗旨；坚持快速发展、高质量发展的工作总基调；坚持保健和临床相结合打造全生命周期妇幼健康服务模式；坚持省级妇幼保健院"医、教、研、产"协同发展；坚持推进完善妇幼中医药服务模式。这一发展思路，为山东省妇幼保健院未来十年发展指明了方向（图 8-17）。

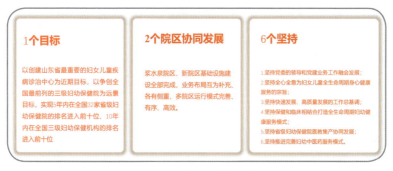

图 8-17 "126"发展思路

根据第二个十年"126"发展思路，山东省妇幼保健院将积极与各方沟通，谋划新院区建设。新院区建设项目计划建设业务用房面积约 20 万平方米，设置床位 1 000 张；包含妇科、产科、儿科、中医、妇女保健、儿童保健、生殖医学、国家重点医学实验室、科研、教学、培训用房及部分配套附属设施等用房。新院区建成后，将进一步满足全省儿童诊疗、康复保健及科研等需求。

项目建成后能有效提升山东省妇女儿童健康服务保障水平，进一步引导优质医疗资源下沉，产生显著经济效益和社会效益。同时，能更好履行省级妇幼保健院的功能任务，更好地发挥省级妇幼保健机构龙头带动作用，更好地保障人民群众高层次的健康需求，推进山东省妇幼健康事业的高质量发展，为"健康山东"建设做出更大贡献！

开拓创新铸辉煌，继往开来谱新篇。站在新十年的起点上，山东省妇幼保健院全院职工在郑世存书记的带领下，秉承"自动自发，向前向前，精益求精，笃学细作"的精神，以团结、奋进、昂扬的斗志，持续为妇幼健康事业高质量发展贡献智慧和力量！

案例九： 就诊从 1 500 步到 150 步

——北京市通州区妇幼保健院就诊流程再造

一位高龄孕妇，一趟一趟地楼上楼下来回走，要走上 1 500 多步才能完成检查，是怎样的一种感受？

一位空腹等待检查的孕妇，要在医院等候 4~6 小时，有时要从上午等到下午，是怎样一种感受？

一位心情焦灼的母亲，抱着高热的孩子匆匆赶到医院急诊，却被告知需要排队等待 5~6 小时才能看上病的时候，又是怎样的一种感受？

……

而这些场景，就是当初北京市通州区妇幼保健院（简称"通州区妇幼"）就诊情况的真实写照。

作为一家三级甲等妇幼保健院，通州区妇幼年门（急）诊量约为百万人次。分娩量一直处于高位，最高达万余人次，儿内科全年接诊近 35 万人次。但是，保健院的建筑面积不足 3 万平方米。在有限的业务空间内，为了切实改善患者的就医体验，通州区妇幼因地制宜，在北京市率先实施"大部制"改革，在硬件上进行就诊布局改造，在管理和服务上进行流程改革，最终将孕检就诊距离从 1 500 步缩短到 150 步，就诊时间从 4~6 小时缩减到 1.5~2 小时，患者投诉率大大降低，并创下了服务投诉率为零的佳绩。

一、立足实际需求，勠力创新谋发展

通州区妇幼始建于 1982 年，1999 年迁入现址，为推进妇幼健康全程服务，促进临床和保健紧密结合，在充分调研论证的基础上，于 2017 年在全市妇幼保健机构中率先实施"大部制"改革，成功搭建了妇女保健、儿童保健、孕产期保健的组织架构。但是，此时的通州区妇幼，业务用房建筑面积严重不足，工作空间紧张局促，很多设施设备老化，布局也不甚合理，与大部制机构设置和创新服务模式很不适应，严重影响患者就医体验和保健院业务发展。

在常住人口超过 2 000 万人的超级大都市北京，建设用地趋于紧张，选址

新建这条路并不容易走通。因此，如何在有限的空间内进行布局改造，实现业务能力和服务优化，是通州区妇幼实现业务跃升发展的最佳路径。能不能做到将候诊面积缩小还能容纳同样数量的孕检人群？能不能做到从每次孕检在不同楼层来回奔波到在一个区域完成全程？能不能做到每次孕检就诊距离的大幅缩减？能不能做到患儿进院就是诊疗活动的开始？能不能把正确的科普知识传达到百姓身边？这是通州区妇幼立足实际条件，反复思考并要落地解决的问题。为此，通州区妇幼多次进行调研、讨论和实践模拟，改革的序幕从此拉开。

二、因地制宜，推行个性化设计理念和服务模式改革

（一）产科"HAOF"服务模式，用心用情呵护孕产全程

孕妇由于身处特殊时期，就医最害怕检查时跑来跑去，尤其是孕晚期，挺着肚子非常不方便。而怀孕以后遇到的各种情况，也让第一次怀孕的女性内心紧张、焦虑不安。为深入了解每一位来院孕产妇的就诊需求和痛点，为她们提供从孕前到产后的全方位人性化服务，通州区妇幼进行了一番实地调研，派出职能部门工作人员以局外人的身份，全程跟踪观察不同孕妇的产检过程，详细记录下每名孕妇的行走距离、排队次数、求助次数，在哪些环节有困惑，在哪些环节发过牢骚，切实地了解她们的就医感受。结果显示，孕妇完成一个产检过程大概耗时四个半小时，高峰时段等候 6 个小时，需要排队六次，在院内不同楼层不同区域来回奔波，大约走 1 500 步，还要经历挂号、等候就医、检验、缴费、取药等一系列复杂烦琐的过程，总结原有模式为"两多两少"——排队多、走路多、信任少、指导少。

2019 年，通州区妇幼为深化"大部制"改革，在产科推行 HAOF 管理模式，即管家式服务（housekeeping service，H）、顾问式服务（advisory service，A）、一站式服务（one-stop service，O）、全时制服务（fulltime service，F）。管理模式注重以人为本，为孕产妇提供从孕前到产后的全方位人性化服务，崭新的服务模式将原来以疾病为中心转化为以健康为中心，着力打造安全、舒适的人性化服务模式。

1. "一站式"服务方便快捷，150 步区域完成产检。保健院产科原来有三个候诊厅，包括一层门诊的建档大厅，二层抽血候诊厅和三层超声候诊厅。一番调研之后，保健院决定用时间换空间，以需求为导向改造布局和服务流程，在孕产门诊创新推出了"全平层产检"设计，围绕孕产妇需要，首先从环境布局进行调整，将产科诊室、超声、检验、胎心监护等产检所需集中在 150 步范围的平层区域内，来院孕妇进行产检不用出诊区，不需要家属陪同，就可以独立

完成挂号、诊疗、检验、超声、胎心监护、心电图等所有就医流程。通过"时间换空间"，将原来产科的三个候诊厅缩减为一个候诊厅，面积减少了三分之二，但是门（急）诊量和分娩量没有受到任何影响。

孕妈妈刘女士家住通州区运河大街，离医院不远，建档、检查、分娩自然也选择这里。她清楚记得自己第一次来产检时的情形。"一进来没感觉出这里是医院，环境、设施、服务都和印象中的医院完全不一样，刚一进来就有护士主动询问我情况。"带着满满的惊喜和意外，刘女士很顺利地完成了产检，医生给她预约了下次就诊时间。"各项检查都在这一层，不用楼上楼下满世界奔波，特别方便。"（图 9-1，图 9-2）

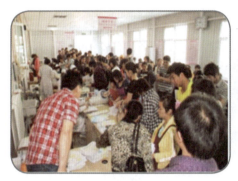 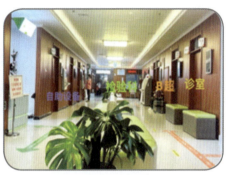

图 9-1　产科传统模式　　　　图 9-2　"一站式"新模式

通州区妇幼将产科团队细化为三个单元，每个单元分别对应三个产科住院病区，这样，从门诊到病房都会由同一组医护团队来进行固定管理。孕妇建档之后，会分别进入不同产科单元进行全程管理。为了方便辨识，三个单元分别用紫色、绿色、橙色作为标识色，前来产检的孕妇通过颜色引导，可以很清晰明了地找到各自单元的诊室、超声室、护士台、抽血室等（图 9-3）。

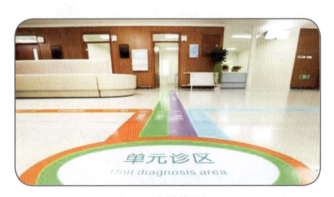

图 9-3　产科单元门口

2. "管家式"服务便捷舒心,在线个性化指导。2020 年 3 月,通州区妇幼产科管家服务正式上线,管家护士和多科室、多专业医生组成的管家团队,线上线下相结合,为准妈妈们提供 24 小时"零距离"全面照护,彻底实现了传统的"孕妇追着医生跑"的模式向"医务人员围着孕妇转"新型模式的转变。

"听说怀孕以后要多补钙,我现在两个月,用吃钙片吗?""我现在怀孕 37 周,今天早上出现肚子硬的情况,但是不疼,是宫缩吗?"……在产科门诊的管家平台上,每天都会收到很多来自准妈妈的各种问题。不管白天还是晚上,管家们都会及时认真地回复,每一条都不会落下。自从有了这个管家服务,不少孕妇可以在家里"淡定"待产,不必因为一些小问题而来回跑医院。

孕妇从到院建卡开始,就拥有了自己的专属顾问,负责孕期内一切相关事宜,包括预约(提醒)、检查预约、健康宣教等,一直会陪伴至分娩后。在管家式服务的贴心帮助下,孕妇的一切就诊事宜都会被妥当地安排,每次就诊检查会提前预约好时间,孕妇到院后可以直接做各项检查,时间精准到一刻钟之内。同时,个性化的就诊提醒,也避免她们不小心错过预约的检查。管家们还会提供"入院陪同服务",协助准妈妈完成门诊孕检到病房生产的角色过渡(图 9-4,图 9-5)。

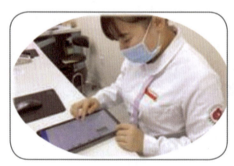
图 9-4　单元管家线上服务

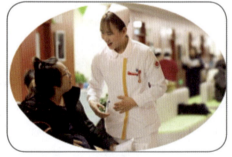
图 9-5　单元管家线下服务

3. "顾问式"服务科学精准,用心呵护孕产全程。在传统就医模式中,孕产妇就诊时,每次遇到的医生都不大相同,在"HAOF"模式中,通州区妇幼实行了顾问式服务,孕产妇每次就诊时,都会由同一个医护团队接诊。同时,为了打造全方位、全周期健康服务,为避免准妈妈们进入孕产相关知识的误区,专属管家会针对不同孕周推送一些专业的保健知识,包括产时、产后、新生儿护理及产后康复等,让准妈妈们提前做到心中有数。孕妈妈如果有任何问题,均可以通过手机咨询单元管家,免去了反复到医院奔波的辛苦。2021—2022

年,通州区妇幼累计推送就诊提醒、科普知识 21 万余条,累计咨询 33 万余人次,2022 年随访总数达到 652 338 人次(图 9-6)。

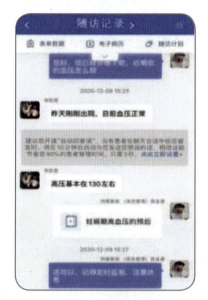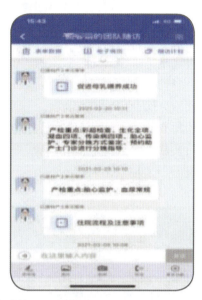

图 9-6　线上随访

4. "全时制"服务贴心温暖,为母婴安康筑牢藩篱。全时制服务有两层含义,涵盖两个阶段:一方面是指 24 小时单元内团队互相协作、配合,为孕妇提供全面照护,比如孕妇可以通过手机把胎心监护随时上传到医院,管家团队实时监测胎儿状况,为母婴安康保驾护航;另一方面是指从孕前至产后,提供从婚前、孕前到产时、产后及儿童期的全周期的医疗保健服务,在产前宣教中,医院提前将产后保健知识、新生儿护理知识进行广泛普及,产妇生产之后,如果遇到相关问题,也可以随时咨询管家团队。

(二)儿科"A to B"服务模式,细节体现关爱

儿科医疗资源相对不足使得"看病似打仗,挂号如春运"成为儿科的真实写照,高峰期"排队 5 小时,看病 5 分钟"的情形在各医院屡见不鲜。地处首都城市副中心的通州区妇幼,儿内科接诊量一直处于高位,最高年接诊人数达到 36 万余人次,单日最高接诊人数达 1 800 余人次。由于就诊量大,有效诊疗时间短、平均候诊时间长、传统就医环节多等问题,给患儿和家长带来诸多不便。为改善就医体验,通州区妇幼以患儿及家长的需求为出发点,经过调研和分析,于 2021 年 3 月开始在儿内科创新实施"A to B"(the moment of arriving is the beginning of treatment)服务模式,意为患儿"进院就是诊疗活动的开始"。

1. 服务模式创新化，让诊疗不拥挤。优化分诊流程，实行医护分诊。传统的就医模式是：挂号、焦急等待医生接诊、开具化验单、缴费、排队检验、等待结果、排队等待医生看结果、开具处方等。通州区妇幼既往高峰时段挂号后需要等待 4~6 个小时才能见到医生。儿科疾病常具有起病急、变化快、季节性疾病集中等特点，高效准确的预检分诊对于有效救治极为重要，通州区妇幼实行进院就是诊疗活动的开始的"A to B"模式，强化预检分诊作用，优化分诊流程，实行医护联合分诊。在儿内科分诊台，设立一医一护的诊治小组，医生参与预检分诊，检验、检查前置。分诊时，医生护士初步了解病情，可以提前开具化验检查或退热药物等，等待化验结果后，进行诊室就诊。病情急重的，也能及时实施救治。通过检验前置，提高了效率，减少了等候时间，缓解了患儿家长焦虑（图 9-7，图 9-8）。

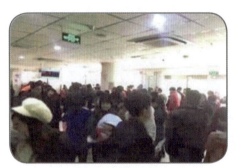

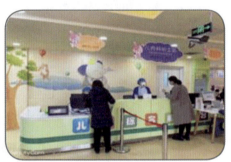

图 9-7　传统模式　　　　　　　　　图 9-8　新型模式

"从进门到回家，总共才 1 小时 40 分钟，带宝宝看病的母亲感动得热泪盈眶。"2021 年 6 月，一位从外区到通州带娃看病的妈妈感慨地发了一条朋友圈，对儿内科的"A to B"模式点赞。

2. 服务流程科学化，让救治不延误。创新诊疗模式，实行分层诊疗。因为有医生参与预检分诊，因此分诊小组对患儿病情进行初步评估，根据重、急、轻症患儿病情进行分层，分别通过红、黄、绿三色通道就诊。其中，绿色轻症等待化验结果后按照顺序就诊；黄色急症完成必要检查，预检分诊处进行初步处理，如退热、抽血、病毒检测等，半小时内诊室完成接诊；红色重症直接到红色诊区，10 分钟内完成接诊，全程无需家属取药缴费，均由护士完成。随着"互联网 +"概念的兴起，互联网 + 医疗健康也成为一个新的风向。"A to B"模式引入智慧服务，上线互联网诊疗，实现医疗、移动支付、电子处方、邮寄取药等便捷服务，方便复诊患儿，减少不必要的重复就诊。从而达到让信息多"跑路"，让患儿少"跑腿"（图 9-9）。

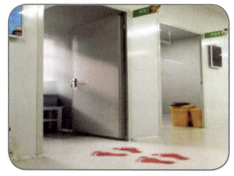
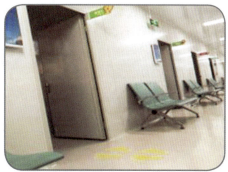
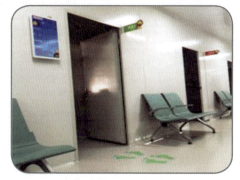

图9-9 分层诊疗

3. 服务内容多元化,让关爱不缺失。优化功能布局,临床保健相融合。既往儿童临床和保健等科室功能区域分开,儿内科门诊与挂号、检验、药房等也分别位于不同楼层甚至不同院区,儿童就诊、化验、拍片等需要奔波多处。"A to B"模式实施中,保健院针对儿童群体特点,从功能布局上进行调整优化,将儿童相关专业科室,如儿内科、儿外科、中医儿科、儿童皮肤科、儿童保健、儿童五官等整合于一个区域,同时配备儿童检验区、儿童药房、儿童影像区等,为孩子们提供专业、精准、全面的一站式服务,用心用情托起一个个"小太阳"(图9-10)。

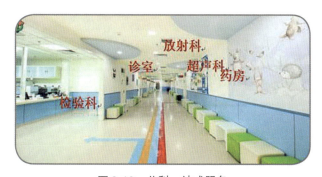

图9-10 儿科一站式服务

4. 服务环境人文化,让候诊不单调。在通州区妇幼,有这样一个故事:一次院长带队组织行政查房,当他进入留观输液区,看到怀抱患儿的家长坐在冰冷的输液长椅上,周围是孩子的哭闹声,家长则因焦躁不安及体力透支而表现出浓浓的无力感,他对陪同检查的儿科主任和护士长说:"交给你们一项工作,试试能不能完成,去买一个十几斤的大冬瓜,怀里抱着坐在这铁椅子上两个小时,然后和我谈谈感受。"主任和护士长当即红了脸。这件事,对大家的刺激很大,当即设计草图,让后勤部门联系厂家,准备更换座椅。设计图一次次调整,每一个细节院长都亲自把关,从身高到体重,每一个特征都是他关注的重点,他还经常走访现场,与患儿家长沟通需求,就这样最终患儿可躺可坐的输液小床、配置宽大舒适的输液座椅成型了。保健院的许多改造都是这样通过调研体验一样样设计出来的。

优化诊疗环境,实行"一米看世界"。儿童院区适应儿童身心特点,营造温馨友善的服务氛围,为儿童提供有情感、有温度、有人文的优质医疗保健服务。以儿童的视角规划设计,实行"一米看世界",让医疗更有温度。儿童诊区分别打造"梦幻海洋"和"森林派对"主题,从庭院到诊区、从门牌到氛围装饰等,都精心融入了生动卡通形象,还配备图书角、儿童游戏区等,所有桌椅均采用弧角设计,户外地面采用塑胶地面,体现安全性、舒适性、趣味性。儿童输液座椅也是从 20 多套方案中,反复修改试用,充分考虑儿童身高、家长陪伴和储物等因素优选出来的。孩子们说:"这里比我们的幼儿园还漂亮。"院区和诊区随处可见的动物雕塑,让孩子们轻松候诊(图 9-11~ 图 9-13)。

三、四年改革见成效,奋楫未来勇争先

设计理念的实施,服务模式的改革,流程的优化,为保健院腾出将近 2 000 平方米的面积。在北京这样寸土寸金的区域,空间的节省和建筑面积的高效利用,为保健院改善环境提供了先决条件。

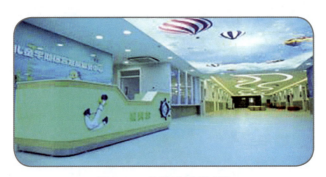

图 9-11　儿科"梦幻海洋"

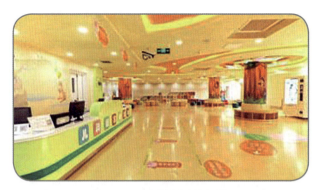

图9-12　儿科"森林派对"

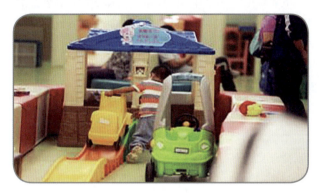

图9-13　游戏区

在产科"HAOF"服务模式下，孕妇从进门到完成检查行走距离从1 500步缩减到150步左右，就诊时间也由原来的4~6小时缩减到1.5~2小时，最快不到一个小时就能完成全部过程。通州区妇幼医护团队努力为孕产妇提供优质、高效、快捷、个性化的医疗保健服务，变"主动服务"为"用心服务"。顾问式诊疗团队和24小时线上管家服务，强化了医患之间的交流，逐步完善了全面、全程、全周期的照护服务，为母婴健康提供有力保障的同时，与孕产妇建立最大程度的信任关系，有效改善了医患关系。据统计，新型服务模式的实施，产科的患者投诉率下降40%，全年服务类投诉为零。产科"HAOF"服务模式得到了众多准妈妈的点赞，提升了孕产妇的就医获得感，其服务理念在国内公立医院尚属首例，也在全国形成了一定影响力，接待全国30多家省市地区的妇幼保健院学习交流。

儿内科"A to B"服务模式，经过两年多的运行也取得明显成效。既往传统模式下，家长要经过挂号、候诊、检查、缴费、取药、治疗等十多个环节，在"A to B"模式下，就诊环节大幅缩减。平均就诊步数从600步缩减至150步，消除楼层往返 4 次。轻症患儿就诊时间也从原来的 4~6 个小时缩减到日常 1 个小时以内、高峰期 2 小时内。检验前置减轻了家长的焦虑，复诊开药最快仅需十几分钟，大大节省患儿和家长的等待时间，改善了就医体验。

经过近四年的实践，服务模式改革和流程优化有力地促进了工作质量和服务效能的提升，2021 年、2022 年，通州区妇幼连续两年在北京市三级妇幼保健院绩效考核排名位居第二位。产科服务模式的改革也得到媒体的广泛关注，中国青年报、北京电台、北京电视台、人民网等纷纷报道。2021 年在北京市卫生健康委改善医疗服务的"七五"行动中，通州区妇幼获得北京市第一名，同年获得北京市"特色文化单位"称号。

百舸争流，奋楫者先。北京市通州区妇幼保健院将继续深化产科"HAOF"及"A to B"服务模式，聚焦全生命周期，不断提升服务能力和水平，以百姓的需求为努力的方向，在推进妇幼健康事业高质量发展的进程中，坚持"一切为了妇女儿童健康"和"以需求为导向"的理念，努力打造全方位、全过程、有温度的医疗保健服务。

抓机遇，提硬件，强服务，促发展

——湖北省黄石市妇幼保健院十年建设发展之路

湖北省黄石市妇幼保健院（简称"黄石市妇幼"）成立于1953年，现已发展成为一所技术力量雄厚的公立三级甲等妇幼保健院。在70年的发展中，黄石市妇幼抓住改革开放、经济腾飞的机遇，尤其是近十年来的政策"东风"，不断强化基础设施建设。目前综合实力稳居湖北省妇幼保健系统第一方阵。

砥砺奋进十年来，黄石市妇幼业务用房面积由原来的1.47万平方米增加到6.12万平方米，实际开放床位由200张增加到470张。年门（急）诊量由2012年23.02万人次增加到2022年的58.73万人次，增长155.13%；年出院患者由1.25万人次增加至1.88万人次，增长50.37%；年开展手术由0.35万台次增加至0.66万台次，增长88.57%。

2017年4月，黄石市妇幼高分通过国际JCI认证，成为华中地区首家通过JCI认证的妇幼保健机构。2019年，被国家卫生健康委授予"国家级母婴安全优质服务示范单位"。截至目前，黄石市妇幼拥有国家妇幼保健特色专科2个，三级医院省级临床重点专科5个，省级妇幼保健重点专科4个，市级临床重点（建设）专科6个。

一、抓住机遇，以建设谋发展

黄石市妇幼保健院的前身是成立于中华人民共和国成立初期的黄石市妇幼保健所，1979年正式更名为黄石市妇幼保健院。伴随着改革开放的深入推进和中国经济的飞速发展，黄石市妇幼也迎来了快速发展的机遇。然而，长期以来，基础设施的不足一直是制约发展的关键因素之一。

黄石市人口有260余万，下辖4个区，2个县（市）。因4个城区均未设妇幼保健所，所以黄石市妇幼保健院既要承担市级妇幼保健院的职责，同时也要兼顾4个城区妇幼保健所的职能。随着业务量的增加，保健院的业务用房和环境已不能满足使用需求，基础设施改善势在必行（图10-1）。

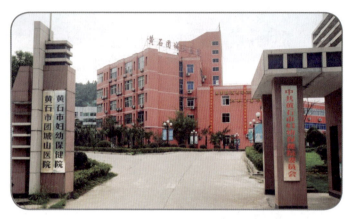

图 10-1　2012 年黄石市妇幼保健院

2011 年，院领导经过反复讨论，决定新建一座现代化的门诊综合楼，全面改善保健院诊疗环境。但是，资金成了最大的问题，虽通过全院努力自筹了部分资金，但仍存在较大缺口。就在此时，市政府伸出了援助之手。2012 年底，黄石市政府将黄石市妇幼保健院门诊综合楼内 2~6 层"妇女儿童疾病预防保健中心"项目列为首批中央地市级重点项目向国家申请资金。这一时期，国家对妇幼建设给予了极大支持。2013 年，国家发改委将妇幼保健院建设项目列入《重大疾病防治设施建设项目 2013 年中央预算内投资计划表》，拨付项目建设资金 1 500 万元。解决了资金问题后，门诊综合楼得以顺利开工。2016 年 1 月，总投资 1.27 亿元的全新门诊综合楼全面投入使用，从根本上改善了就医环境，有效解决了长期制约保健院发展的瓶颈问题。自此，黄石市妇幼保健院跨越式发展有了优质的环境基础（图 10-2）。

随着新门诊综合大楼的投入使用，黄石市妇幼对旧门诊楼进行了翻新改造。然而，但随着二孩、三孩政策的全面放开以及经济水平的快速提升，出生人口下降、高危孕产妇及儿童比例增加等问题日益突出，人们的健康观念从"以疾病为中心"向"以健康为中心"转变，原有的院区规划体系已无法满足辖区妇女儿童日益增长的健康需求。

2015 年，国家卫生计生委下发《关于妇幼健康服务机构标准化建设与规范化管理的指导意见》（简称《意见》），明确了妇幼保健机构的工作方针和功能定位，妇幼健康服务机构按照全生命周期和三级预防的理念，以一级和二级预防为重点，为妇女儿童提供从出生到老年、内容涵盖生理和心理的主动、连续的服务与管理，提出应当加强内部业务规划，规范科室设置，强化公共卫生

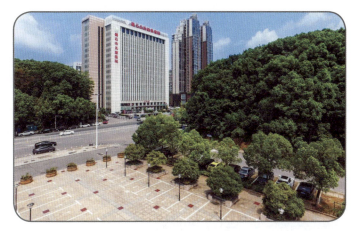

图 10-2　2023 年黄石市妇幼保健院门诊综合大楼

责任，突出群体保健功能。《意见》指出，省、市、县三级均应设置 1 所政府举办、标准化的妇幼健康服务机构，各级妇幼健康服务机构应当根据辖区常住人口数、妇女儿童健康需求、功能定位、职责任务和区域卫生规划、医疗机构设置规划进行合理设置和建设。

秉承"保健院建设、百年大计"的宗旨，院领导班子深刻领会《意见》精神，从大局谋划，一幅妇幼保健院发展建设蓝图由此徐徐展开。

"十三五"规划初期，黄石市妇幼通过积极向上级部门汇报沟通，成功将妇儿保健综合楼建设项目纳入《黄石市区域卫生发展规划（2016—2020年）》，规划中明确"十三五"期间加快实施市妇幼保健院二期妇儿住院楼建设，并将该项目纳入黄石市医疗卫生发展重点项目（2016—2020年）和"十三五"卫生领域中央预算内投资项目库。根据规划，妇儿保健综合楼地下2层，地上10层，总建筑面积为18 065.81 平方米，其中地下面积 4 987.69 平方米，地上面积 13 078.1 平方米，概算总投资 9 788.7 万元。

有了政策支持，筹措资金成了下一步工作的重中之重。2017 年，湖北省发改委、湖北省卫生计生委下发《关于编报卫生领域中央投资计划建议方案的通知》，黄石市妇幼迅速响应，迅速提交了《黄石市妇幼保健院"十三五"发展规划》及《关于黄石市妇幼保健院妇儿保健综合楼建设项目的情况报告》，充分阐明目前业务用房未达到市级妇幼健康服务机构标准的现状——按"十三五"规划要求，规划黄石市妇幼保健院最终建成开放床位数 800~1 000床的规模，建设总面积需达到 70 000 平方米及以上。最终在市委、市政府及各级单位的大力支持下，黄石市妇幼先后争取到中央财政建设资金 2 500 万元、政府专项债券资金 1 000 万元、新开行贷款资金 2 000 万元，合计 5 500

万元。这些资金的注入，有效缓解了建设资金压力，为项目顺利推进提供了保障。

经过多方努力，妇儿保健综合楼项目于 2017 年 10 月经市发改委立项通过，2019 年 1 月办理完成"建筑工程施工许可证"后正式开工。尽管面临疫情、汛情等多重挑战，妇儿保健综合楼仍于 2022 年 5 月份顺利完工，全面实现了通水、通电、通气，具备了各项运行条件（图 10-3）。

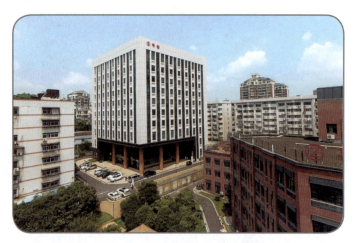

图 10-3　2023 年妇儿保健综合楼

二、科学谋划，整体规划布局

在总体规划方面，黄石市妇幼将所有功能空间有机整合，由东向西依次依次布置门诊综合大楼、中央绿地和妇儿保健综合楼，西侧由北向南并列布置妇儿保健综合楼和行政办公大楼。通过环形道路将这些建筑与景观紧密链接，整体布局流畅自然，浑然一体。

门诊综合大楼整体按现代化要求设计，各项设计方案在前期均经过仔细研究、反复论证，以保证工程项目在建设规模、功能布局和医疗流程上均符合国家妇幼保健服务机构建设标准和医疗规范要求。大楼 1~7 层为门诊，8~19 层为住院病区。其中，门诊根据三大部和患者不同层次的医疗保健需求进行布局，设有妇科、产科、温馨产区、新生儿科、儿科、儿科 PICU、乳腺外科等病区。值得一提的是，保健院新增了小儿外科等特色科目，小儿外科目前已熟练开展小儿普外、小儿泌外常见病、多发病和先天性结构畸形的诊治，填补了黄石地区专业性儿科的空白。

妇儿保健综合楼的设计经过反复推敲，各功能空间均有独立的交通流线，互不干扰，内部交通形成环线，确保高效便捷。1楼为营养餐厅，3楼为学术报告厅和院史展览馆，4楼为档案中心，5楼为母婴照护服务中心，6~8楼及10楼为儿童健康管理中心，9楼为信息中心。为满足儿童多样化的健康需求，保健院开设了二十余个儿童保健亚专科门诊，涵盖新生儿保健、高危儿管理及随访、生长发育、营养喂养、心理行为、遗传代谢、中医保健、儿童康复、新生儿眼科及眼底筛查、儿童口腔、儿童耳鼻喉、预约门诊、预防接种、父母课堂等，成为鄂东南地区规模最大的儿童健康管理中心。

在设计构思上，妇儿保健综合楼立面简洁整齐，与门诊大楼相互呼应，形成和谐统一的整体风格。设计过程中充分考虑了建筑与周围环境的结合，根据动静分区和景观环境，合理布置医务工作者的生活、科研及患者的诊疗区域。同时，精心研究了周边交通流线与内部功能流线的衔接，梳理了各平面的交通流线，兼顾妇幼患者的生活习惯和医院工作人员的科研需求，注重患者的心理调节，尽可能地提供良好的室内外环境。

在节能环保和技术创新方面，黄石市妇幼全面贯彻绿色建筑理念，采取多项有效措施降低运行成本，打造节能生态型医院。例如，将大部分停车停车位设于地下车库，利用建筑内部庭院组织自然通风，采用外遮阳系统减少太阳直射光进入室内，降低空调使用频率。屋顶设置绿化，有效保温并减少空调能耗。此外，采用区域雨水收集系统，将雨水用于绿化浇灌和道路清洗，并结合喷灌、滴灌等高效节水灌溉设备，营造节能、生态的绿色医疗环境（图10-4）。

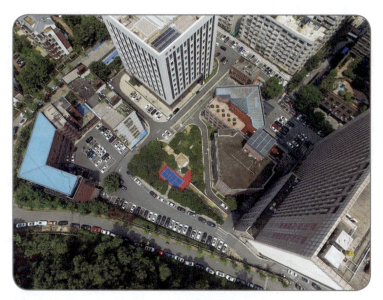

图10-4　保健院整体布局

三、安全生产，紧抓工程质量

2019年1月，妇儿保健综合楼项目启动初期，受地质环境复杂、政策调整及周边居民关系协调等多重因素影响，工期计划滞后半年。面对这一情况，黄石市妇幼迅速采取行动，协调各方资源，同时要求设计院及地勘单位及时到场指导施工，并对现场突发问题第一时间介入解决。同时，与施工方沟通，强化工地内部管理，严格限制外来人员进出，并提前向周边居民告知施工进展，力求通过加强管理和及时沟通减少居民投诉，杜绝安全事故的发生。

2020年复工复产以来，妇儿保健综合楼项目在疫情和汛情的双重挑战下，攻坚克难，稳步推进。面对疫情，黄石市妇幼坚持疫情防控和复工复产"两手抓、两手硬"，抢抓工期，确保进度。在汛期，为保障工地安全，黄石市妇幼一方面加大安全隐患排查力度，防止因水浸受潮引发漏电事故；另一方面安排三台水泵24小时不间断抽水排渍，最大限度降低连日大雨对施工的影响。

黄石市妇幼始终将项目生产安全放在首要位置常抓不懈，规范项目管理，着力做好项目安全管理、农民工工资发放、施工工地疫情防控等工作。为保证项目安全，院方与监理单位、施工单位多次组织人员对施工工地进行安全巡查，针对可能存在的安全隐患进行排查，并汇总问题及时讨论整改到位，为项目顺利建设提供坚实保障。

在项目工期进度方面，黄石市妇幼与施工方共同制定科学合理的项目进度计划表，在确保安全生产和保质保量的前提条件下，将施工进度细化到每周，严格监督施工方按时间节点推进，确保每个阶段的任务按时完成。通过科学管理和高效执行，项目得以稳步推进，最终顺利完工。

四、用心设计，营造和谐人文环境

黄石市妇幼内部装修风格充分考虑到妇女儿童的心理特点，以温馨、活泼为主基调，营造出清新、温暖、舒适的就医环境。合理的布局、明亮的诊室、温馨的氛围以及优质的服务，显著改善了就医环境，提升了就医体验。

在室内设计理念上，黄石市妇幼始终坚持"母婴安全、儿童友好"的原则，重视与自然环境的融合。一方面，通过明亮、丰富的色彩设计，彩刺激儿童的感官，增强他们的兴趣和注意力；另一方面，规划了舒适、安全、宽敞的空间布局，满足日常诊疗工作的需求（图10-5）。

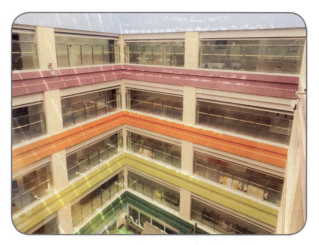

图 10-5 妇儿保健综合楼内部装饰

规划了舒适、安全、宽敞的空间布局，满足日常诊疗工作的需求。一是运用色彩鲜艳、充满趣味的设计，缓解患者尤其是儿童的焦虑和恐惧情绪；二是充分利用自然光和良好的通风，发挥其对患者心理的积极作用；三是营造良好的装修环境，提高医护人员的工作满意度和效率；四是创造温馨和包容的氛围，为家庭提供支持和舒适感，促进家庭成员参与治疗过程（图 10-6~图 10-10）。

在装修选材方面，黄石市妇幼注重安全环保。在儿童容易接触的地方，比如房间、走廊里，采用有一定弹性的材料，避免儿童撞伤。首选易清洁、不易滋生细菌的材料，进一步保障妇女儿童健康和便于后期维护。重视装修材料的环保，消除威胁妇儿健康的隐患。

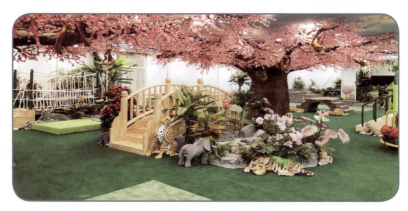

图 10-6 情景模拟训练中心

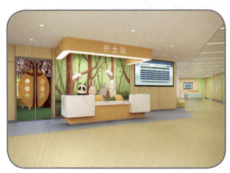

图 10-7　护士站

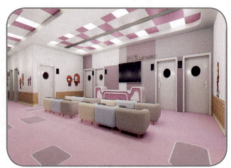

图 10-8　高危儿门诊

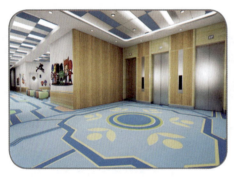

图 10-9　儿童五官门诊

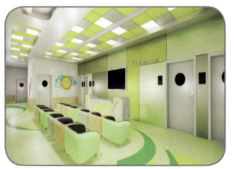

图 10-10　儿童群体保健门诊

　　在室内装饰方面，用儿童画作进行点缀成为一大亮点。每年6月份，黄石市妇幼都会举办以"关爱儿童健康　呵护美好未来"为主题的儿童健康服务月系列公益活动，以多样活动形式传播儿童健康理念，为儿童与家长普及健康知识，呵护儿童身心健康。其中，全市幼儿画展作为儿童健康服务月活动之一，黄石市妇幼连续3年组织全市托幼机构选拔优秀作品参展，每年征集1 000余幅幼儿画作。孩子们的作品异彩纷呈，题材丰富，有水墨画、刮画、水粉画、剪纸画、手工画等多种形式，他们用自己的巧手尽情地描绘心中的多彩世界，画面充满童真与想象。评选出的获奖作品，经过装饰后展示在妇儿保健综合楼宣传橱窗、楼梯墙壁上，充分展现了幼儿们积极健康向上的精神风貌。这一活动得到了托幼机构及幼儿家长的广泛赞誉（图10-11，图10-12）。

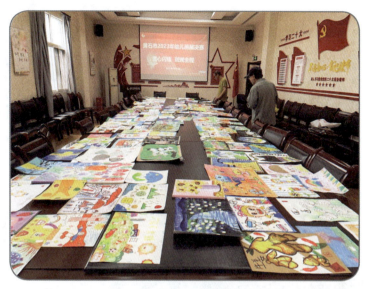

图 10-11　幼儿画展决赛现场

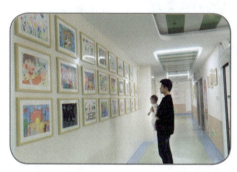
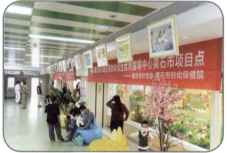

图 10-12　幼儿画作展示

五、完善"大部制"，打造全生命周期服务新样本

儿童保健部于 2023 年 4 月整体搬迁至妇儿保健综合楼，已全面实现华丽升级，由原来的 1 层变为 4 层，业务用房面积增至 5 000 余平方米，成为鄂东南地区规模最大的儿童健康管理中心。通过加强基础设施建设，儿童保健部的学科实力得到显著提升，涵盖儿童群体保健、生长发育、营养与喂养、心理保健、中医保健、眼保健、口腔保健、耳鼻喉保健以及高危儿管理等多个领域，逐步形成了以预防、医疗和保健为一体的闭环服务体系，为全市儿童提供更加精细化、专业化的健康保健服务，进一步巩固了区域内的领先地位，也为儿童健康管理树立了新标杆（图 10-13～图 10-16）。

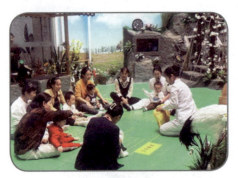

图 10-13　儿童早期综合发展优化

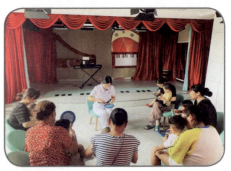

图 10-14　抽象思维训练中心

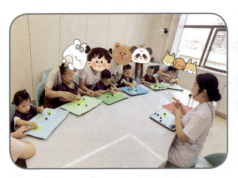

图 10-15　情景式精细动作训练

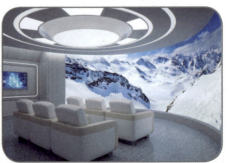

图 10-16　多媒体试听训练中心

　　除了妇儿保健综合楼，女性健康管理中心、妇孺国医堂、中西医结合康复中心逐步建设并陆续投入使用。自此，孕产保健部、儿童保健部、妇女保健部各科室设置更加全面，布局更加合理，功能更加完善。未来，黄石市妇幼将继续强化优势学科，推动专业细分和特色化、差异化发展，同时加强多学科协作，提升疑难复杂疾病的诊治能力。黄石市妇幼始终坚持以保健为中心，致力于打造覆盖全生命周期的妇幼健康服务模式，努力成为基层妇幼保健的新标杆。

71